누구나 할 수 있는
손(手指)과 발(足)을 이용한
건강요법

도서
출판 **은광사**

●경로(經路)와 손의 조운(領域)·세라피●

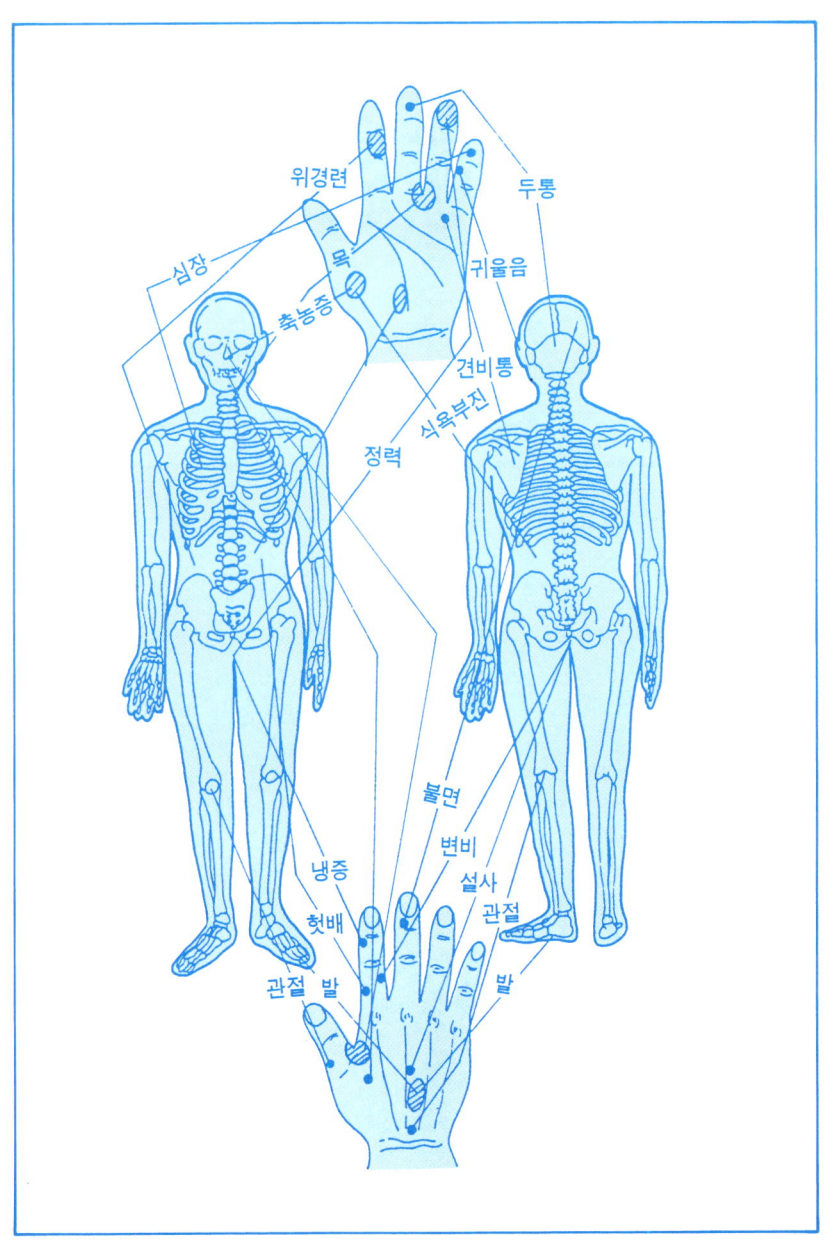

• 경로(經路)와 손의 조운(領域)・세라피 •

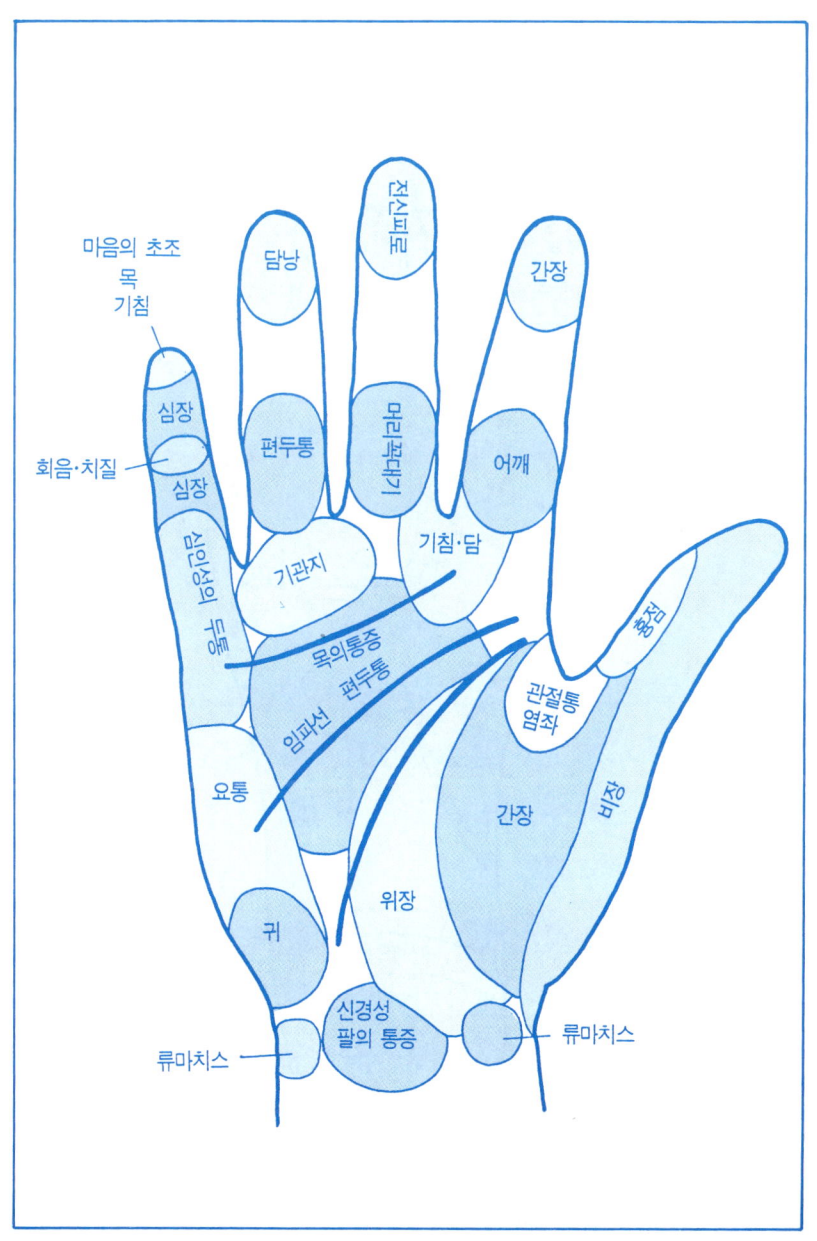

경로(經路)와 손의 조운(領域)·세라피

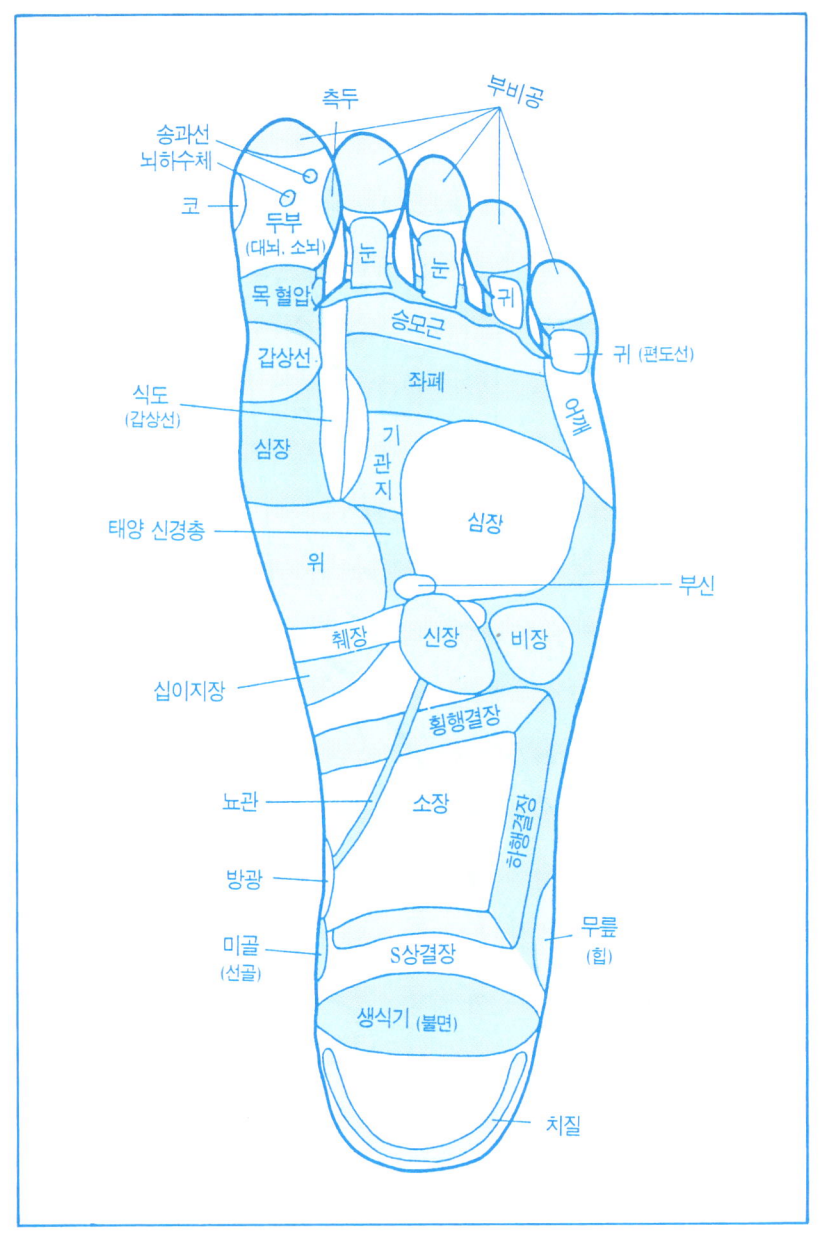

●경로(經路)와 손의 조운(領域)·세라피●

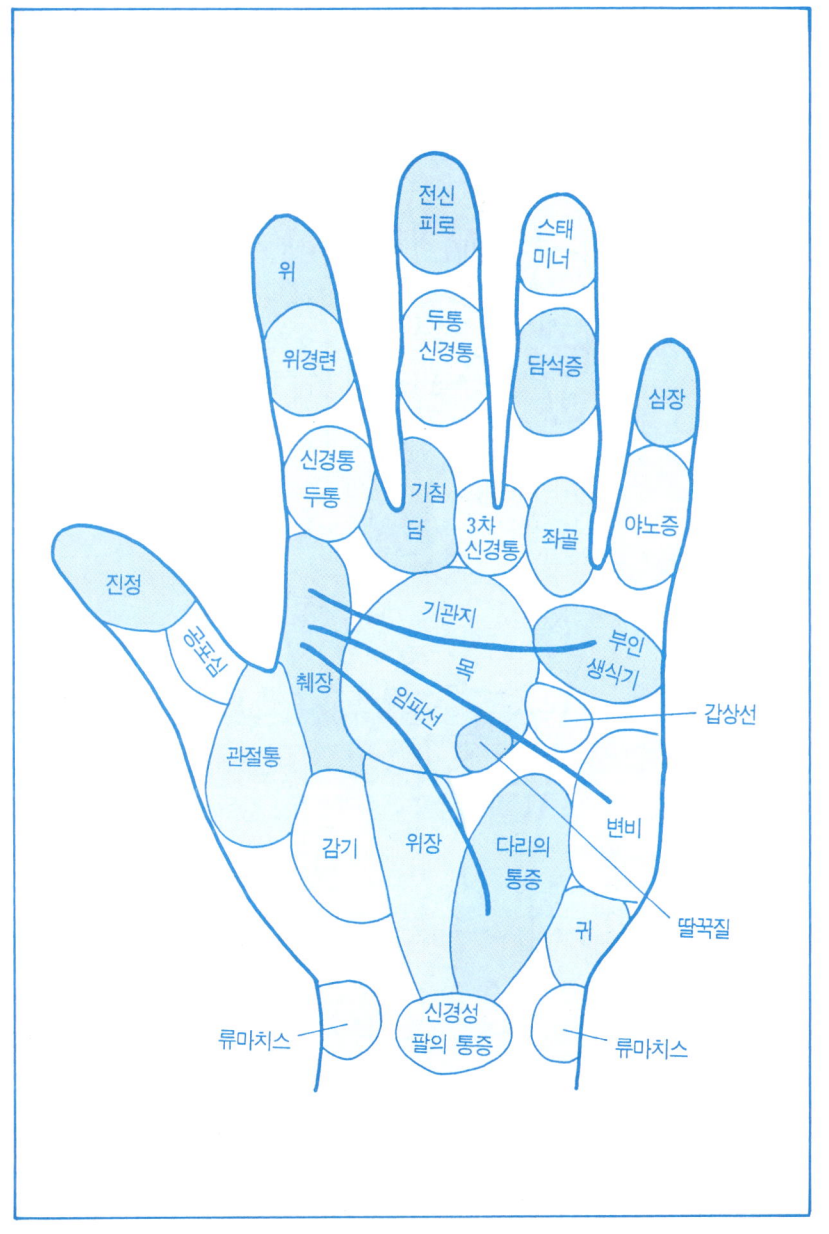

•경로(經路)와 손의 조운(領域)·세라피•

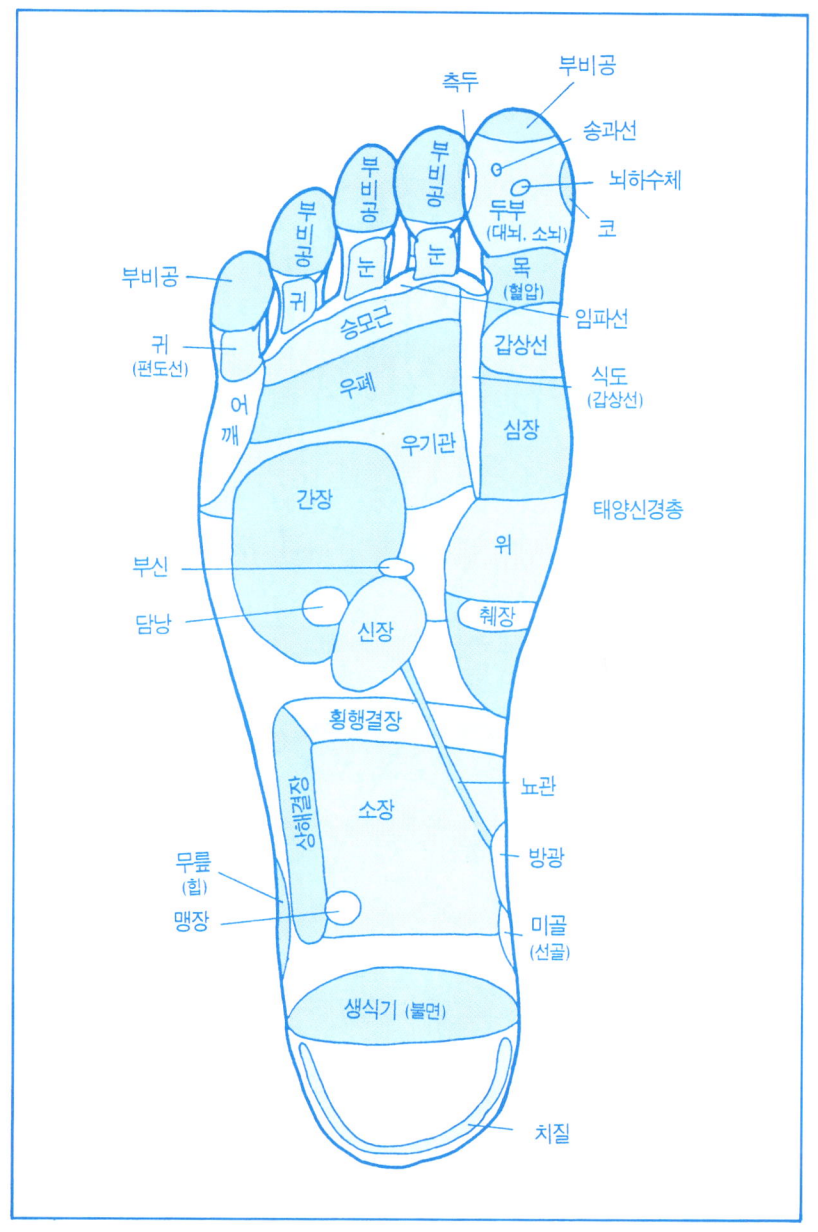

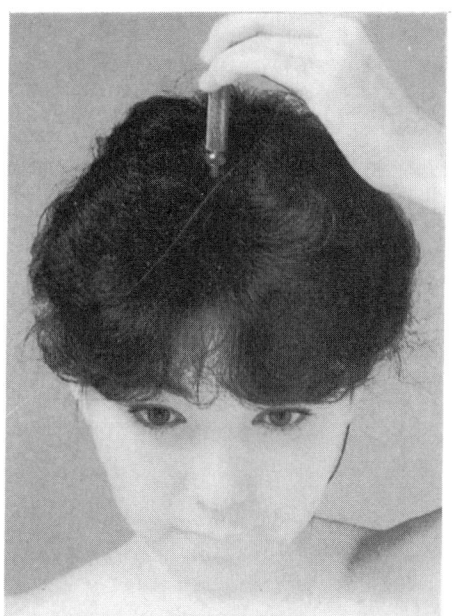

♧ 집모침을 이용한 百會의 경혈자극

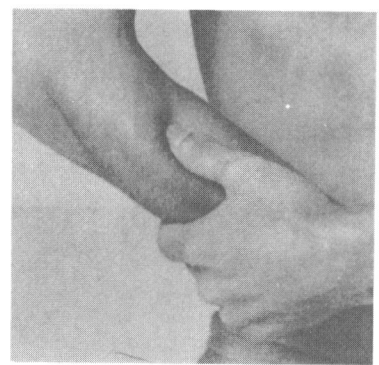

♧ 엄지를 이용한 孔最의 경혈자극

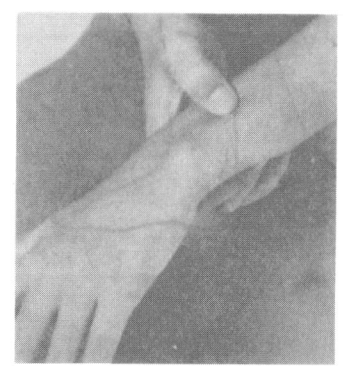

♧ 손가락을 이용한 外關의 경혈자극

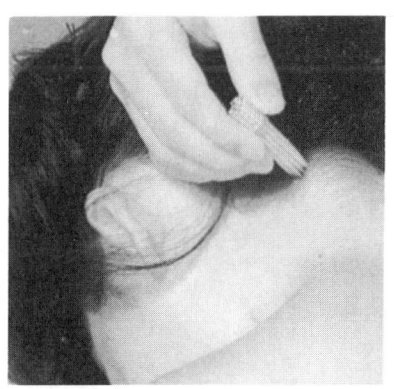

♧ 묶은 이쑤시개를 이용한 天柱의 경혈자극

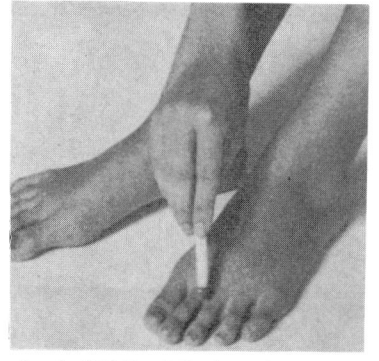

♧ 담배뜸을 이용한 內庭의 경혈자극

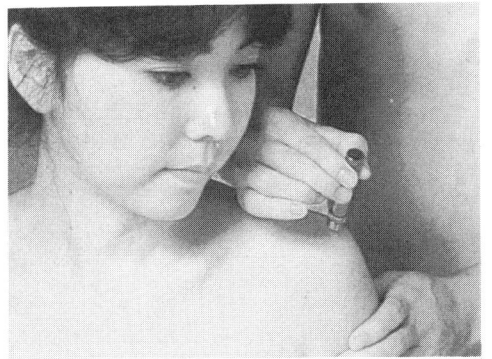
♧ 집모침을 이용한 견우의 경혈자극

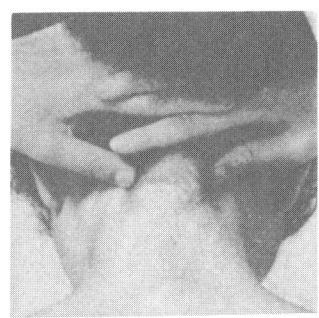
♧ 손가락을 이용한 天柱의 경혈자극

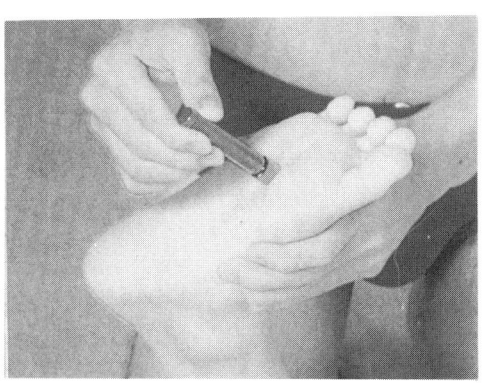
♧ 집모침을 이용한 湧泉 경혈자극

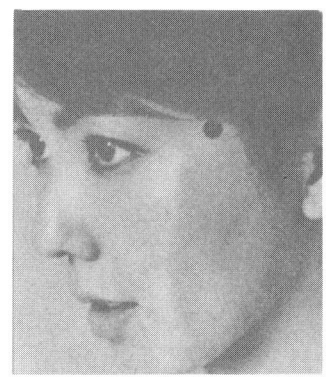
♧ 은립을 이용한 客主人의 경혈자극

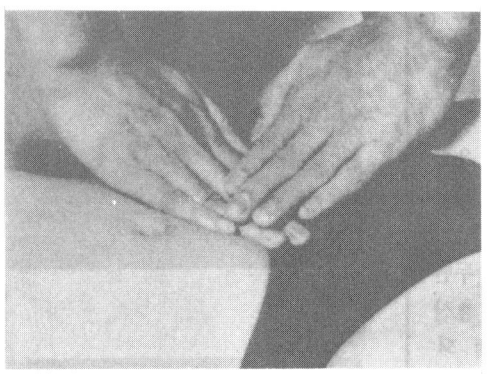
♧ 겹친 손을 이용한 中極의 경혈자극

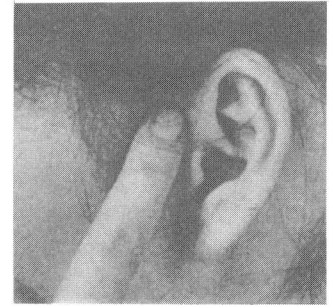
♧ 검지를 이용한 耳門의 경혈자극

머리말

몸의 이상을 조기에 발견하는 것이 조기치료에 연결된다는 것은 누구나 아는 사실이다. 하지만 내장의 경우는 자각증상이 미묘하고 장해가 발생하여도 알기 어려운 경우가 많아서 조기발견이 어려운 편이다.

그러나 손바닥은 그가 갖는 정보망을 구사해서 내장의 어떤 이상이라도 금방 알려준다. 이러한 내장의 이상을 먼저 아는 능력을 갖는 것이 손바닥 이외에는 딴 것은 없다. 또 치료면에 있어서도 손바닥에는 내장기능을 촉진시키는 경혈이나 영역이 많이 있어 이것을 자극하기만 하면 커다란 효과를 올릴 수 있다.

내장은 인간이 살아가기 위한 활력을 생산하는 중요한 기관이다. 이 책을 읽으신 여러분이 손바닥을 봄으로써 내장의 이상을 알고 자극하므로써 활기찬 건강한 몸을 유지할 수 있기를 바라는 바이다.

또한 발바닥 자극요법을 첨부하여 뇌졸증 예방과 치료, 무릎 통증치료, 위장을 튼튼히 하고 허약체질 개선, 눈을 많이 사용하는 현대인에게 있어 눈의 피로를 풀어주는 비법, 몸의 컨디션조절, 허리와 다리의 힘을 강화시키는 비결과 여성들에게 많은 냉증, 생리불순을 치료하는 법등을 첨가해서 수록하였다.

21세기를 살아가는 현대인에게 이 책은 건강한 내일을 보장해 주리라 믿는다.

• 차 례 •

제1부
내장의 건강은 인생의 건강

제1장 손바닥 자극으로 내장장해를 치료한다/15
   1. 내장의 기능장해는 인생의 장애물/15
   2. 손바닥에 있는 여섯 가닥의 경락이 내장활동을 조정한다/17
   3. 손바닥에 나타나는 이상신호에 주의하라/19
제2장 손바닥을 통해 내장의 건강상태를 안다/22
   1. 손바닥은 내장과 밀접한 관계이다/22
   2. 손바닥은 내장의 척후병이다/24
   3. 죽어있던 내장도 손바닥으로 소생시킨다/26
   4. 손바닥을 보면 내장의 이상을 안다/28
   5. 손바닥은 내장을 장악하는 「선발기관」이라고 할 수 있다/29
제3장 손바닥 자극으로 튼튼한 내장을 만들 수 있다/31
   1. 손바닥으로 내장의 이상을 발견한다/31
   2. 손바닥에는 내장의 작은 변화도 나타난다/32
   3. 야구선수가 방망이로 연습을 많이하면 내장이 튼튼해진다/34

제2부
손바닥에 나타나는 내장의 이상

1. 검지손가락의 제2관절 손등 쪽을 눌러서 아프면 위염의 위험신호이다/38
2. 약지손가락의 제2관절 손바닥 쪽을 눌러서 아프면 간장, 담석에 주의/39
3. 약지손가락의 제2관절 손바닥 쪽을 눌러서 아프면 담낭질환 우려/41
4. 새끼손가락의 제2관절 손바닥 쪽을 눌러서 아프면 생식기질환에 주의/43
5. 새끼손가락의 색·모양으로 방광·심장의 이상을 체크한다/45
6. 중지손가락과 검지손가락 사이의 피부가 딱딱해지면 신경성 내장장해에 적신호/46
7. 중지손가락과 약지손가락 사이가 딱딱해지면 간장장해의 위험신호/48
8. 손톱을 눌러서 내장의 어느 부분이 약한가를 알아낸다/50

9. 손바닥에 생기는 못도 내장기능의 체크 포인트이다/52
10. 손바닥이 축축한 사람은 위궤양에 조심/53
11. 엄지손가락의 피부가 물렁물렁하면 호흡기장해를 의심해 본다/55
12. 검지손가락의 색·모양의 변화로 위장의 쇠약상태를 점검한다/57
13. 약지손가락의 움직임이 둔하면 간장·담낭의 기능이 약해져 있다/58
14. 새끼손가락이 보라색으로 되면 소장의 기능이 약해져 있는 것이다/60
15. 엄지손가락의 손톱반달이 분홍색이 되면 췌장의 기능이 저하/62
16. 검지손가락의 손톱반달이 분홍색이 되면 위·대장이 약해져 있다/63
17. 중지손가락의 손톱반달이 분홍색이 되면 스트레스에 의한 내장이상/65
18. 약지손가락의 손톱반달이 분홍색이 되면 생리기능 전체의 기능이 불균형/67
19. 새끼손가락의 손톱반달이 분홍색이 되면 심장의 기능을 의심한다/68
20. 손톱의 뿌리 언저리가 살에 먹혀 있다면 간장의 기능이 약해져 있다/70
21. 손톱에 가로주름이 있으면 위장에 이상이 있다/71
22. 손톱 속의 피부에 세로주름이 있으면 신진대사가 나쁘다는 증거이다/73
23. 손톱 속에 적과 흑의 반점이 생기면 뇌의 혈행장해를 의심해 본다/75
24. 모지구가 보라색이 되면 감기의 초기 증상/76
25. 유아의 검지손가락 안쪽이 보라색이 되면 감기 초기의 증상이다/78
26. 손가락을 활짝 벌렸을 때 검지손가락에 붙은 뿌리가 당겨지면 변비에 주의/80
27. 초기의 맹장염은 검지손가락의 자극만으로 치료할 수 있다/81
28. 생명선의 혈색이 나쁘고 갈라져 있으면 호흡기에 장해가 있다/83
29. 손바닥의 색에 변화가 있으면 내장기능 의심/85
30. 엄지손가락의 모지구가 여위어 있으면 호흡기·위장장해의 신호/86
31. 자지구(새끼손가락의 붙은 부분)가 여위어 있으면 정력감퇴의 징조/87
32. 건리삼침구에 탄력이 없어지면 내장기능이 저하/89
33. 두뇌선의 불확실하고 혈색이 나쁘면 위장에 이상/91
34. 감정선이 혈색이 나쁘고 갈라져 있으면 내장의 기능에 이상신호/92
35. 흉복구를 눌러 보아서 아픔을 느끼면 위궤양을 의심해 본다/94
36. 심장의 이상신호는 심포구, 정심구에 나타난다/95
37. 척·요·퇴구를 눌러서 통증이 있으면 발과 허리의 신경통에 주의/97
38. 경·인구의 변화를 관찰하면 목구멍의 염증을 점검한다/99

39. 이·인구에 주의하면 중이염을 예방할 수 있다/100
40. 손바닥의 경혈양계로 맥을 짚으면 고혈압의 초기 증상을 알수 있다/102

제3부

병별 치료방법

- 두드러기/106 · 차멀미/108 · 치질/110 · 관절류머티스/112
- 경관절주위염/114 · 백발/116 · 노안/118 · 갱년기장해/120
- 헛배부름/122 · 위통/124 · 가슴앓이/126 · 축농증/128
- 요통/130 · 비만/132 · 알레르기성 비염/134 · 여드름/136
- 피로한 눈/138 · 위궤양/140 · 위나 장의 소화력이 약할 때/141
- 가성근시/143 · 현기증/145 · 머리카락의 손상/147
- 귀울림/149 · 거친피부/151 · 천식/153 · 견비통/155
- 식욕부진/157 · 동계/159 · 설사/161 · 불면증/163
- 몸이 나른하고 힘이 빠질 때/165 · 두통/167
- 초조불안/169 · 저혈압/171 · 냉증/173 · 치통/175

제4부

발바닥을 두드려서 눈의 피로를 푼다

제1장 발바닥을 부드럽게 하면 무릎통증이 사라진다/183
제2장 발바닥을 자극하면 뇌졸중을 예방하고 정력을 강하게 한다/186
제3장 발바닥을 자극하면 위장이 튼튼해지고 허약체질이 개선된다/190
제4장 대나무 밟기를 하면 하루가 상쾌하다/194
제5장 하반신을 몸 안에서부터 따뜻하게 하면 냉증·생리불순이 개선된다/197

손안에 담긴 비밀을 알고 계십니까?
손과 발을 이용한 건강요법

제1부
내장의 건강은 인생의 건강

1. 손바닥의 건강법에 특별한 노력은 없다.

"손바닥을 단련하여 내장을 강하게 하기 위해서는 무슨 특별한 짓을 하지 않아도 된다." 여기까지 읽어온 사람의 대부분은 아마도 이러한 확신을 가질지도 모른다. 그 확신은 맞다. 앞서 말한 노령의 환자이야기나 왕 감독의 경우를 보아도 알 수 있듯이 두 사람은 손바닥을 단련하기 위해서 특별한 방법을 취한 것이 아니고 자기의 일생생활에서 손을 많이 사용하는 습관을 가졌기 때문이다.

그러나 잘 생각해 보면, 우리들의 일상생활에서 적극적으로 손을 사용하는 작업이 자꾸 줄어 들고 있다. 예를 들어 '빨래' 하나만 해도 거의가 손을 부지런히 움직여야 했었는데 현재는 세탁에서 헹굼, 탈수, 건조까지 전부 전자동으로 기계가 해준다. 인간이 자기의 손을 사용하는 것은 겨우 세탁물을 넣을 때와 다 된 것을 꺼낼 때 정도이다.

이렇게 손을 사용하지 않는 생활이 인간의 내장에 얼마만큼 악영향을 끼치는지 나를 찾아오는 환자를 보면 알 수 있다.

최근에는 중학생 정도의 한참 클 나이의 아이들이 위궤양이나 장의 소화흡수불량 등의 내장질환으로 나의 치료원을 찾고 있다. 질환을 초래한 직접적인 원인이야 어쨌든 간에 이런 아이들은 연필 하나 자기 손으로 만족하게 깍지를 못하며 손바닥은 예외 없이 부어 있고 힘도 없다. 이 손바닥의 상태는 아이들이 거의 손을 사용하고 있지 않음을 잘 나타내고 있는 것이다.

예로써, 내 집 이웃에는 해가 질 때까지 뛰노는 아이들이 있다. 이 아이들의 손바닥을 보면 찢긴 상처는 많지만 탄력성이 풍부하고 잘 발달되어 있다. 이러한 아이들의 어머니는 "하루에 네 끼도 다섯 끼도 먹으니까 식비도 대단합니다." 라고 걱정을 한다. 그러나 그만큼 내장이 튼튼한 까닭이니 오히려 기쁜 일이다.

나는 아이들뿐 아니라 내장질환으로 찾아오는 환자들에게 반드시 손바닥의 귀중함을 얘기한다. 그리고 손으로 할 수 있는 일은 설령 기계가 해 주는 일이라도 그것에 맡기지 말고 적극적으로 덤벼들도록 충고하고 있다. 또 지금까지 손을 사용해온 습관에 대해서도 한번 생각해 보도록 하며, 손을 많이 사용할수록 손바닥 건강법에 좋은 효과가 있을 것이라고 일러준다.

손바닥에 조금씩 자극을 주는 정도라도 습관화 해가면 그것만으로 자연히 내장이 강해지는 것이다.

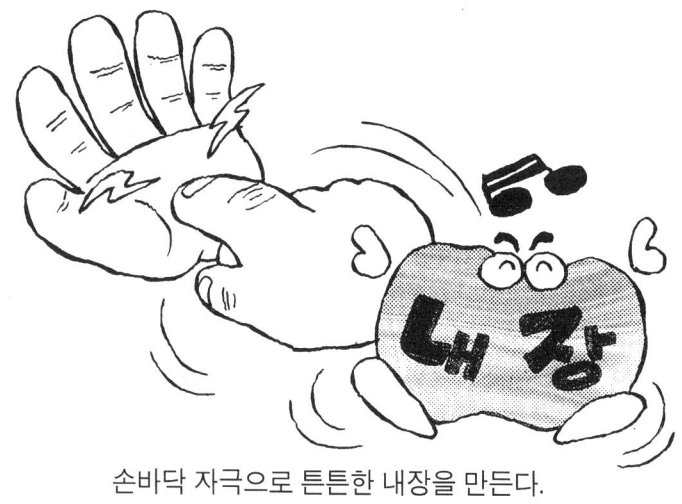

손바닥 자극으로 튼튼한 내장을 만든다.

2. 악수도 습관이 되면 내장에 도움이 된다.

요즘엔 결혼하지 않은 여자들도 약지손가락에 반지를 낀다. 이것을 손바닥 건강법의 입장에서 본다면 약지손가락에 반지를 낀다는 것은 대단히 이치에 합당한 것이다. 경락의 항(項)에서 이야기했듯이 약지손가락에는 삼초경이라는 경락이 지나고 있다.

내장기관의 어디를 찾아도 볼 수 없는 이 '삼초'는 동양의학의 독특한 개념으로 호르몬의 분비에 관계하는 기관이다. 따라서 삼초경은 호르몬의 분비를 컨트롤하는 경락 그리고 약지손가락은 호르몬 분비 촉진의 손가락이 된다.

이러한 기능이 있는 약지손가락에 언제나 반지를 끼고 있으면 손가락은 끊임없이 자극되어 체내의 호르몬 분비가 왕성해지는 것이다. 곧 결혼반지는 말하자면 '호르몬 분비 촉진기'라고도 할 수 있겠다.

'반지 하나로 좀 과한 표현이 아닌가!'라고 생각하는 사람도 있을지 모르겠으나 손가락과 직결되는 뇌는 자극에 대해서 대단히 민감하게 반응하니까 이 정도로도 내장의 기능을 높이는데 충분히 도움을 줄 수 있다. 이런 결혼반지는 동양인에게 익숙해 있지만 서양인의 습관인 '악수' 쪽은 아직 낯이 선 듯하다.

어떤 스포츠 잡지의 조사에 의하면 서양인과 동양인의 체력차의 원인을 내장의 강약이라는 것이다. 이 기사를 읽고 내가 제일 먼저 생각한 것은 악수였다.

만약 비슷하게 섭생(攝生)하고 비슷하게 훈련하는 두 사람의 선수가 있다고 하면 체력의 요인인 내장의 강도의 차는 어느 쪽이 더 많이 손을 사용하고 있는가 하는 것으로 결정된다고 해도 과언은 아니다. 곧, 겨우 악수 하나의 차라도 몇 년, 몇십 년 축적되면 내장에 있어서는 어마어마하게 큰 차이가 나게 되는 것이다.

3. 손바닥은 간단하게 단련한다.

내가 이 항에서 여러분에게 강조하고 싶은 것은 반지나 악수처럼 그다지 크지 않은 자극이라도 습관으로 만들어 버리면 자신도 모르는 사이에 내장 강화에 큰 힘을 발휘해 준다는 것이다.

예를 들면 통근 지하철에서 손잡이를 잡았을 때 손가락 전체로 잡고 있지만 말고 엄지, 검지, 중지의 순으로 잡는 손가락을 바꾸어 본다.

또 주부는 걸레나 행주를 짤 때 마지막의 비틀음은 물 한방울 남기지 않고 짜낼 수 있을 때까지 힘을 넣어 짜는 것이다.

더욱이 아침에 일어날 때나 밤에 눕기 전에 양 손의 손바닥을 힘주어 문지르거나 손바닥과 손등을 고루고루 손가락으로 눌러준다. 손바닥 전체가 후끈후끈 뜨거워지도록 계속하면 모든 내장의 혈행(血行)이 촉진되어 기능증진에 미치는 효과는 크다.

이러한 손바닥을 자극하는 습관의 효과는 단순히 내장강화에만 머무르지 않고 몸전체에 미친다.

제일절에서도 말하였듯이 손바닥은 내장의 쇠약을 재빨리 발견하는 '탐지기'의 역할도 동시에 한다. 예를 들면 손잡이를 잡고 손가락을 교대로 바꾸어 갔을 때 어떤 손가락이 이제와는 다른 아픔을 느낀다든가 평상시보다 피로가 빨리온다든가 하면 그것은 위험신호다. 곧, 그 손가락의 경락이 컨트롤하고 있는 내장이 '약해졌다''피로해 있다' 라고 신호를 보내오고 있는 것이다.

손가락뿐 아니라 손바닥의 경혈이나 구역에 내장으로부터 이러한 신호가 오면 예외 없이 해당되는 부위가 변색해 있다. 딱딱하다, 아프다는 등 보통과 다른 변화를 느낄 때는 손바닥이나 손가락에서 그런 변화가 사라질 때까지 주무르거나 찌르거나 해 주면 손바닥이 평상의 모습으로 되돌아온다. 그러면 내장의 기능도 회복된 것이다.

이것을 알고나면 손바닥이 가리키는 내장으로부터의 신호를 두 번 다시 그냥 넘기지 않을 것이다. 내장에서 손바닥으로 전하는 신호를 잘 파악하게 된다면 생쾌하고 건강한 내장을 가질 수 있을 것이다. 구체적인 방법에 대해서는 다음 장에서 설명하겠다.

제 1 장
손바닥 자극으로 내장장해를 치료한다

1. 내장의 기능장해는 인생의 장애물

나는 항상 "내장은 인간의 생명을 유지하기 위해서 필요한 에너지를 만드는 가장 중요한 기관이다." 라고 강조한다. 입으로 들어간 음식을 소화 흡수에서 영양소의 배급까지, 내장이 해내는 일련의 기능을 상기한다면 이 의미는 곧바로 이해될 것이다.

내 치료원에 찾아오는 세일즈맨으로부터 "요즘 조금만 무리를 하면 곧 지쳐서 다음날에는 피로하다."라든가 "머리가 둔해져서 아이디어 하나 만족하게 나오지 않는다."라는 말을 많이 듣는다.

나는 이런 사람들에게 "그것은 내장이 약해져 있는 증거입니다." 라고 말해 준다. 곧 내장의 이상이 활동의 근원인 에너지의 충분한 공급을 저해하고 있는 탓이다. 앞에서도 말했듯이 이러한 내장 내부의 증후는 손바닥의 변화를 보면 곧 발견할 수 있다.

그러나 손바닥의 예견효과의 메커니즘을 알지 못하면 곧잘 내장의 이상을 지나치기 쉬워지고 나아가서는 돌이킬 수 없는 사태를 초래하는 것이다. 출세가도를 달리던 사람이 어느 날 갑자기 간장이나 신장이 나빠서 부득이 휴직을 했다는 이야기를 주위에서 많이 들을 수 있다.

스포츠의 세계에 눈을 돌려도 프로나 아마를 불문하고 장래가 유망시되던 선수가 내장의 질환 때문에 화려한 무대에서 사라져간 케이스는 아주 흔한 일이다.

내장의 장해나 기능저하가 가져오는 불행은 특별히 직업의 세계에만 국한되는 것은 아니다. 예를 들자면 가사의 책임을 맡은 주부가 내장의 이상을 가지고 있다면 대체 어떻게 될 것인지 생각해 보라. 취사 세탁은 물론 자녀교육도 뜻대로 되지 않고, 그렇게 되면 정도의 차는 있을지언정 가정 안의 평화가 흔들리게 되는 것은 불을 보듯 뻔한 일이다.

세상에는 내장의 장해가 발단이 되어서 인생을 어긋나게 하고 가정을 붕괴시키는 케이스가 의외로 많다.

나는 이러한 얘기를 들을 때마다 만약 손바닥의 예견효과의 메커니즘을 알고 있었으면 하고 후회 막급한 생각이 들지 않을 수 없다.

2. 손바닥에 있는 여섯 가닥의 경락이 내장활동을 조정한다.

앞에서 손바닥의 예견효과의 메커니즘에 대해서 해설했을 때에 내장을 지배하는 '경락'에 관하여 약간 말하였듯이 이 경락은 내장과 손바닥을 직접 연결하는 에너지의 파이프 라인이고 정보의 전달 라인이다. 따라서 이 경락의 내용을 아는 것은 곧 예견효과의 크기를 아는 것이 되는 것이다.

인간의 체내에는 내장과 연결된 12가닥의 경락 (이것을 '정경' 이라 부른다)이 뻗어 에너지의 균형을 꾀하고 있다. 이것은 동양의학에서 말하는 내장의 개념으로 서양의학의 그것과는 다소 틀리다. 동양의학에서는 간장, 심장, 비장, 췌장을 포함하는(폐장, 신장, 담낭, 위, 소장, 대장, 방광) 소위 오장 오부에, 또 심장을 싸는 막인 심포와 호르몬 계통을 전임관리하는 삼초(三焦)의 둘을 더하여 합계 12의 장부를 몸 속에 상정하고 있다.

이 12의 장부에 대응하여 각기 한 가닥씩의 경락이 있고 그중 여섯 가닥이 손가락을 출발점으로 하고 있다. 경락의 명칭에 대해서는 '간경(肝經), 심경(心經), 대장경(大臟經)'이라는 것처럼 각기의 경락이 지배하는 내장의 이름을 머리 글자로 한 것이 붙여져 있다.

앞에서 언급한 바와 같이 경락은 에너지의 흐르는 길이다. 그리고 이 에너지의 수원이 되고 있는 것이 각 경락의 출발점인 것이다. 우리들 전문가는 이러한 경락의 출발점 경혈(經穴)을 '에너지가 솟아나오는 우물'이라는 의미로 정혈(井穴)이라고 부르고 진단이나 치료할 때에는 특히 중요시하고 있다.

그러면 손바닥에 뻗어 있는 여섯 가닥의 경락과 그 출발점에 있는 각 정혈을 알아 보기로 한다.

① 폐경(肺經) : 엄지손가락 손톱밑 뿌리에 있는 정혈 소상(小商)이 출발점이다. 폐경은 폐나 기관지 등의 호흡기의 기능과 밀접한 관계가 있어 감기, 천식, 기관지염 등에 걸리면 여기에 통증을 느끼게 된다. 오른손 엄지손가락에 통증이 있는 경우에는 오른편 폐 등의 오른쪽 호흡기가 나쁘고 반대로 왼편 엄지손가락에 통증을 느끼는 경우에는 왼쪽 호흡기관의 기능에 이상이 있다는 것이다.

② 대장경(大腸經) : 이 경락의 출발점은 검지손가락에 있는 상양(商陽)이라는 정혈이다. 대장경은 주로 대장의 기능을 컨트롤하는 경락이고 소화불량 등을 일으키거나 그 증후가 있으면 검지손가락에 통증을 느낀다.

③ 심포경(心包經) : 중지손가락의 정혈은 그 손톱밑 뿌리에 있는 중충(中衝)이다. 심포경은 심장의 기능과 특히 관계가 깊고 순환기계통의 기능을 컨트롤하는 경락이다. 이 심포경은 소장에도 작용하기 때문에 스트레스가 원인이 되는 설사등의 경우에는 중지손가락을 누르면 통증을 느낀다.

④ 삼초경(三焦經) : 약지손가락을 지나고 그 손톱밑 뿌리에 있는 관충(關衝)이라는 정혈에서 출발하고 있다. 임파 순환이나 호르몬의 기능을 컨트롤하고 있다. 곧 내장 전체 기능의 균형을 잘 정돈하는 것이 삼초경의 역할이다. 그러니까 예를 들어 삼초경의 이상에 의해서 체온 조절의 기능이 원만하지 않으면 냉증(冷症)등의 증상에 시달리게 되는 것이다.

⑤ 심경(心經) : 새끼손가락 약지 쪽의 손톱밑 뿌리에 있는 소충(小衝)이라는 정혈이 출발점이다. 명칭에서도 알 수 있듯이 이 심경은 심장 및 혈액순환기 계통을 직접 컨트롤하고 있다. 따라서 스트레스에서 오

는 내장의 이상이나 질환은 모두 심경과 관계가 있다.

⑥ 소장경(小腸經) : 심경과 같이 새끼손가락을 지나는 경락으로, 출발점은 소충과 반대쪽의 손톱밑 뿌리에 있는 소택(少澤)이라는 정혈이다. 소장경은 주로 소장의 기능과 관계가 깊어 변비등의 경우에는 새끼손가락에 통증이 있으며, 또 혈액순환기 계통과도 밀접한 관계가 있다.

이상 손바닥을 출발점으로 하는 여섯 가닥의 경락을 소개하였다. 나머지의 여섯 가닥은 모두 발을 출발점으로 하고 있으나 이러한 발을 지나는 경락도 손바닥과 밀접하게 관계하고 있으니 각각에 대해 언급해 두기로 한다.

엄지발가락에는 간경(肝經), 비경(脾經)의 두 경락이 뻗고 각각 중지손가락과 엄지손가락에 관계하고 있으며, 다음에 발의 제2지를 지나는 위경(胃經)은 검지손가락과 관계하고 있다. 이와 같이 발의 제4지를 출발점으로 하는 담경(膽經)은 약지손가락과 밀접하게 관계하고 있다. 또 발의 제5지를 지나는 방광경(膀胱經)은 새끼손가락의 소장경, 발바닥에서 출발하고 있는 신경(腎經) 역시 새끼손가락의 심경과 연결되어 있는 것이다.

3. 손바닥에 나타나는 이상신호에 주의하라.

경락이 내장의 기능과 밀접하게 연결되어 있는 것은 여기까지의 해설로 잘 알았을 것이다. 경락으로부터 온 정보에 의해서 변화하는 손바닥을 보고 몸의 상태를 체크하는 방법과 증상별 치료법에 대해서는 뒷부분에 상세하게 해설하여 두었으니 넘기기로 하고 여기서는 경락의 선상에 있는 구역(ZONE)을 하나 다루어 내장의 이상이 어떻게 해서 나타나

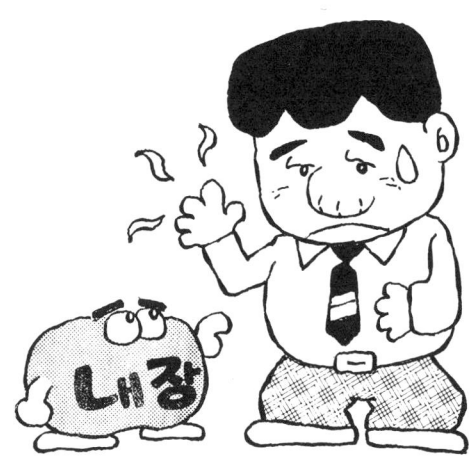

손바닥에 이상이 있으면 건강에 붉은 신호

는가를 알아보도록 하겠다.

한번 더 조운, 세라피의 도표를 자세하게 보자.

손바닥의 엄지손가락이 붙은 곳부터 손목에 이르는 불룩한 능선에 '위·비장·대장구'라는 구역이 뻗어 있다. 이 구역은 명칭을 보아도 알 수 있듯이 위장과 췌장의 이상이나 질환의 치료에 대단히 밀접한 관련이 있는 구역이다. 뒤집어 말하면 이 '위·비장·대장구'의 색이나 경도(硬度)등을 건강한 손바닥과 비교해서 보라색이 되어있거나 딱딱하게 굳어 있어 누르면 아픔을 느낀다든가 반대로 너무 물렁물렁하다든가 하는 변화가 보이면 주의해야 한다. 위장이나 췌장이 무엇인지 이상을 일으키고 있다고 생각해도 틀림이 없기 때문이다.

왜 '위·비장·대장구'의 변화로 위장이나 췌장의 이상을 알 수 있는가! 그것은 이러한 내장과 관계하는 경락이 지나고 있기 때문이다. 검지손가락을 기점으로 하는 '대장경', 검지손가락과 관계가 깊은 '위경', 그리고 엄지손가락과 관계가 깊은 '비경' 세 가닥이다. 이 세 가닥의 경락은 앞에서 해설한 바와 같이 머릿글자를 붙인 내장을 지배, 컨트롤하고 있으므로 관계하는 내장의 이상이 '위·비장·대장구'에 나타나게 되는 것이다.

지금까지 손바닥같은 것은 거의 대수롭게 생각지 않았던 사람도 이제는 자기의 손바닥을 주의깊게 살피게 될 것이고 이렇게 손바닥에 관심을 가지는 것만으로도 좋은 것이다. 손바닥에 언제나 주목하는 습관이 생기면 내장이 보내오는 신호를 그냥 보아 넘기지 않게 되기 때문이다.

나는 항상 치료원을 찾는 환자들에게 '손바닥은 내장의 체온계다.'라는 말을 한다. 이 뜻은 지금까지 서술해 온 내용으로 충분히 설명을 다 했다 생각하지만 더욱 강조한다면 '손바닥은 내장의 어떤 사소한 이상도 빠짐없이 알려준다.'라는 것이다. 내장에 이상이 있음에도 불구하고 그것을 모르고 방치하여 두면 언젠가는 돌이킬 수 없을 만큼 악화되어 활동은 말할 것도 없고 가정생활도 파탄의 늪에 떨어질지 모른다.

그러나 이토록 위험한 내장 이상도 손바닥이라는 체온계 하나로 쉽게 알아낼 수가 있는 것이다.

제 2 장
손바닥을 통해 내장의 건강상태를 안다

1. 손바닥은 내장과 밀접한 관계이다.

"내장기능에 이상이 있으면 손바닥에 맨 먼저 위험신호가 나타난다." 이렇게 말하면 독자 여러분들은 '설마?'라고 생각할 것이다. 그러나 동양의학에서 손바닥은 내장과 밀접하게 연결되어 있어 손바닥을 보는 것만으로도 그 사람의 몸의 이상을 아주 간단하게 알아 차릴 수 있는 것이다.

더구나 손바닥을 효과적으로 자극하면, 내장은 그 자극을 받아 활발하게 활동하기 때문에 누구나가 몸에서 왕성한 원기가 생기고, 일이나 가정생활에서 정력적인 삶을 살 수 있게 된다.

손바닥이 내장을 강화하는 효과에 관해서는 동양의학의 연구를 40년 가까이 해온 저자 자신조차도 매우 신비롭게 생각하고 있다.

손바닥과 건강과의 관계에 대하여 말하자면, 중국에서는 수상(手相)이라고 일컬어지는 오랜 역사가 뒷받침하고 있는 점술(占術)이 있다. 이 수상점(手相店)은 손바닥에 있는 '생명선' '감정선' '두뇌선' 등으로 불리는 손금의 변화를 보고 그 사람의 과거 현재 미래의 모습 곧, 인생의 걸어온 길, 걸어갈 길을 판단하는 것이다.

옛날 중국에서는 의사가 수상가를 겸하고 있었다. 그것이 꼭 점술에 의해서 진단을 내리는 것이 아니고 손금을 비롯한 손바닥의 변화를 보고 아픈 곳이나 그 정도를 판단했다.

건강이란 그야말로 그 사람의 일생의 행, 불행을 좌우하므로 마침내 수상(手相)이 오늘날의 점술(占術)의 형태로까지 발전해 왔다. 그러기에 수상을 보고, 인생을 점친다는 수상점도 그 뿌리를 찾으면 몸의 이상을 손바닥에서 진찰하는 중국 고대의 동양의학의 응용에 불과한 것이다.

그러나 손바닥에 관해서 이와 같은 지식이 없더라도 손바닥과 몸의 연관에 관해서는 한번 생각해 봄직하다. 그 하나의 예를 들면 무엇인가 몸에 이상을 느꼈을 때 그것을 바로잡기 위해서 무의식 중에 손바닥을 활용하려 한다. 가령 어떤 세일즈맨이 고객을 접하는 모습을 상상해 보자. 그들은 예외없이 손바닥을 비비고 있다.

이때의 그들의 마음속에는 '어떻게 해서라도 팔아야지.'라든가, '살 마음도 없으면서 장황한 설명만 시키는군…….' 등의 초조감과 노여움의 불안심리로 가득 차 있다.

어느 쪽이든 내장은 이와 같은 심리상태의 영향으로 상당한 긴장을 강요당하게 된다. 그러기에 손바닥을 비비는 행동은 이와 같은 긴장으로부터 내장을 해방시켜야겠다는 의식의 발로에서 비롯한 것이다.

또한 스포츠나 영화등을 보면서 흥분하게 되면 '손에 땀을 쥐게 한다.'는 상태가 된다. 이것 역시 내장의 긴장을 나타내는 하나의 표시이다.

이 손바닥의 메커니즘을 응용한 것으로는 '거짓말 탐지기'가 있다. 거짓말을 할 때는 누구나가 가슴이 두근거리는 긴장이 온다. 어떤 질문에 대하여 '거짓말을 하라'라는 지령을 뇌가 내린다. 그러면 신경은 긴장하여 그 긴장이 내장을 자극하는 순서로 연쇄반응을 일으켜 손바닥에 땀이 나오고 거짓말탐지기의 바늘을 움직이게 한다.

이와 같이 손바닥은 사람의 체내의 상황을 여실히 나타내기 때문에 동양의학에서는 몸의 이상을 호소하는 환자를 진찰할 때 발바닥과 함께 손바닥을 대단히 중요하게 여긴다.

발바닥은 '제2의 심장'이라 불리울 정도로 사람의 몸에 있어서 중요한 부위이다. 한편 손바닥은 아까도 약간 언급했지만 뇌와 밀접하게 연결되어 자율신경등의 신경계를 통해 체내기관을 조정하고 있다.

뇌와 심장은 사람이 생명을 유지하기 위해 없어서는 안될 작용을 하고 있음은 새삼 말할 필요조차 없다. 뇌(손바닥)와 심장(발바닥)이 조화를 잘 이루어 활동하므로 건강한 생활도 가능한 것이다. 특히 뇌는 심장을 포함한 모든 내장의 '콘트롤타워'이기에 우리 의사들의 관심도 높은 것이다.

2. 손바닥은 내장의 척후병이다.

우리는 배가 아프다고 배를 만지고, 가슴이 답답하다 하여 가슴을 쓰다듬는다. 일반적으로 치료하는 것을 '손본다'라고 하기도 한다. 그야말로 이것은 이러한 행위에서 나온 표현이다.

곧, 뇌에 전달된 내장의 이상에 대해 손이 그만큼 민감하기 때문에 아픈 부위에 자연적으로 손이 가는 것이다. 그러나 내장의 이상에 대한 손바닥의 반응은 가장 **빠른** 것이다. 실은 배가 아프든지 가슴이 답답하다는 증상을 자각하기 이전에 이미 어떤 신호가 우리의 눈앞에 뚜렷이 나타나게 된다.

거짓말 탐지기에 관해서 말한 발한작용(發汗作用)도 신호의 하나이다. 또 어떤 손작업을 하고 있을 때 별다른 이유없이 손가락의 움직임이 평소보다 둔해진다던가 하는 경우도 그것이 내장으로부터의 신호인 경우가 적지 않다.

이와 같이 손바닥은 내장의 이상에 곧바로 반응하기 때문에 거꾸로 말하면 손바닥에 나타난 변화를 보면 내장의 기능저하를 먼저 알 수 있음이 가능한 것이다. 이 '먼저 알 수 있는 효과'야말로 손바닥 건강법의 가장 중요한 효과이다.

나는 4년전쯤 외무부장관을 지낸 어떤 정치가를 진찰했다. 그때 파괴 직전이었던 그 사람의 내장을 구하였는데 그것은 이 손바닥에서 읽어낸 것이다.

나는 진찰을 함에 있어서 먼저 그 사람의 손바닥을 보았는데 정말 형편없는 상태였다.

그의 손바닥을 봤을 때 겨우 살아있다는 것은 목 위뿐 목 아래의 내장은 거의가 만족스런 기능을 하지 못하고 죽은 것이나 다름없는 상태였다. 그런데 장본인은 별다른 자각증상도 없는 듯이 '요즘 별로 술맛이 없어, 아마 이것도 나이 탓인가 봐……!' 라면서 여유있게 웃고 있었다.

나는 이 사람을 그냥 방치해두면 멀지 않아 내장의 기능장애가 나타나고 정치생명은 고사하고 사람의 목숨까지 잃을 것이라 판단했다.

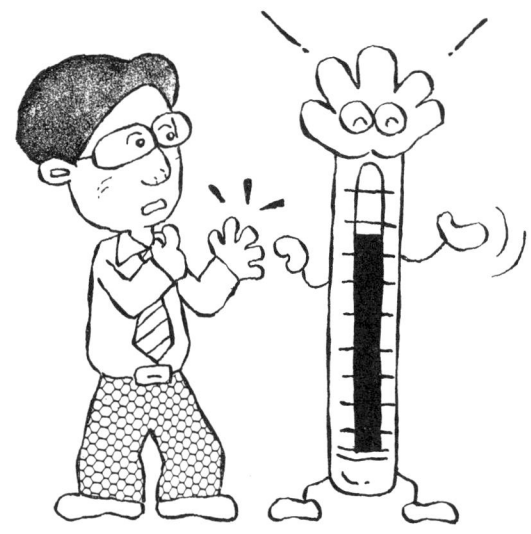

손바닥은 내장의 체온계이다.

3. 죽어있던 내장도 손바닥으로 소생시킨다.

내가 이 정치가의 손바닥을 보고 '이 사람의 내장은 죽은 것과 다름 없다.'고 판단한 데는 물론 확실한 근거가 있었다.

한마디로 말하면 그 사람의 손바닥은 건강한 사람의 손바닥과 비교해 현저한 차이가 있었다.

구체적으로 색, 단단함, 부드러움, 습함, 건조의 상태 등 진단의 포인트가 정상적인 상태의 손바닥과는 엄청나게 다른 것이었다.

먼저 그 빛깔에 있어서, 정상적인 손바닥은 붉지도 희지도 않고 얼룩도 없다. 그런데 이 사람의 손바닥은 붉다기보다는 보라빛이었으며 더구나 전체가 반점과 같은 얼룩이 져 있었다.

그리고 단단함은 고사하고 허물허물 물기가 있었으며 탄력성이라고는 전혀 찾아 볼 수가 없었다. 손바닥을 손가락으로 눌러본 즉 어쩌면 손등까지 뚫어지지나 않을까 할 정도로 허물허물 파고 들어가는 것이었다. 그리고 내장에 관계되는 혈을 누르니 정도의 차이는 있었으나 어느 곳에서나 통증을 느끼고 어떤 때는 '아야' 라며 손을 빼는 정도였다.

여기에 열거한 것 외에도 각 내장에 대하여 여러 가지로 진단을 해보았으나 그 어느 곳도 '마이너스', 그것도 아주 심한 '마이너스'였다. 그래서 나는 그 정치가의 내장은 거의 '죽은 것과 다름 없었다.'라고 표현한 것이다.

사람의 내장은 혈관을 통해 흐르고 있는 핏속의 산소에 의해 활동하게 된다. 따라서 만약 혈액순환에 이상이 있으면 내장에 대한 혈액의 공급이 부족하게 되고 산소결핍 상태에 빠진다는 것은 당연한 것이다.

나는 그 정치가의 손바닥을 진단하는 것으로 그의 내장이 이와 같은 상태에 빠져 있음을 알아냈다. 그래서 손바닥을 중심으로 침을 사용하여 본격적인 치료를 시작했다.

먼저 다섯손가락의 손톱에 내장과 직결된 '혈' 모두에 침을 놓았다. 그러자 그곳에서 검고 탁한 피가 솟구쳐 나왔는데 그 피야말로 내장의 산소결핍 상태를 여실히 나타내는 것이었고 나의 예상보다도 더욱 악화되어 있었음을 나타내고 있었다.

나의 치료가 더 늦었더라면 틀림없이 그는 생명을 잃었을 것이다.

4. 손바닥을 보면 내장의 이상을 안다.

이와 같이 나는 내장에서 손으로 보내는 신호를 미리 알아서 한 사람의 정치가의 생명을 구하였으나, 왜 손바닥이 내장의 이상을 이토록 정확하게 나타내는 것일까?

먼저 조운, 세라피의 그림을 보자. 이 그림은 동양의학의 이론체계에다 나의 40년에 걸친 치료 경험을 더하여 만든 것이다.

아시다시피 손바닥과 손등에는 놀라울 만큼 많은 혈과 조운(ZONE : 領域)이 있다. 그리하여 그림에서 나타난 혈과 조운은 내장 모든 기관과 직접 또는 간접으로 연결되어 있다.

그렇기 때문에 이 그림은 '내장의 조준표'라고도 할 수 있다. 따라서 이 조준표에 정통하게 되면 만일 내장에 이상이 생겼을 경우에도 거기에 나타나는 변화를 보며 그 상황을 일목 요연하게 파악할 수 있는 것이다.

손바닥의 변화를 보는 것이 내장의 이상을 알아 낼 수 있다는 사실에 대해 이제는 알 수 있었을 것이다. 그러나 손바닥을 보고 알 수 있는 효과의 메커니즘에 관해서는 이것만으로 할 말을 다했다고 할 수는 없다.

손바닥과 내장, 손바닥과 뇌와의 관계가 어떻게 이루어지는지 알아보도록 하자.

5. 손바닥은 내장을 장악하는 뇌의 「선발기관」이라고 할 수 있다.

양복이나 옷을 새로 맞출 경우 복지의 질을 확인할 때 여러분은 어떤 방법을 취하는가?

열 사람이면 열 사람 모두가 먼저 예외 없이 복지를 손으로 만져 본다. 또 와이셔츠 등의 단추를 잠글 때는 어떻게 하는가? 일일이 거울을 보면서 하는가? 아무도 그러한 귀찮은 짓은 하지 않는다. 자연스럽게 손가락의 감각만으로 단추를 채울 것이다.

이와 같이 우리들은 일상생활에서 무의식 중에 손바닥에 눈의 역할을 맡기고 있다.

왜 그렇게 할 수 있을까? 그것은 우리들의 몸에서 손바닥에 가장 많은 신경이 집중되어 있기 때문이다. 아시다시피 몸에 흐르는 신경의 한 가닥 한가닥은 뇌에 정보를 보내는 역할을 맡고 있다. 따라서 이 정보의 '줄'이 모여서 '망'을 형성하고 있는 손바닥은 '뇌의 선발기관' 이라고도 할 수 있는 중요한 부위가 되는 것이다.

그 중에서도 손가락 끝에는 신경뿐만 아니라 앞으로 해설할 경락(經絡), 동양의학에서 말하는 '내장 등을 지배하는 일종의 에너지의 통로'의 출발이 되는 중요한 혈이 모여 있는 것이다.

손가락 끝은 경락이나 신경을 통하여 흘러오는 내장으로부터의 정보를 뇌에 전달한다. 단, 손바닥에 배치되어 있는 경혈이나 조운에서도 같은 정보가 뇌에 전달되는 셈이다. 그래서 뇌에서는 이 정보를 토대로 내장의 좋고 나쁜 것을 파악하여 이상이 있는 장기에는 활동을 촉진하기 위하여 보다 많은 에너지(=혈액)를 보낸다.

우리들의 내장은 잠시 자고 있을 때에도, 심장은 혈액을 내보내고, 다

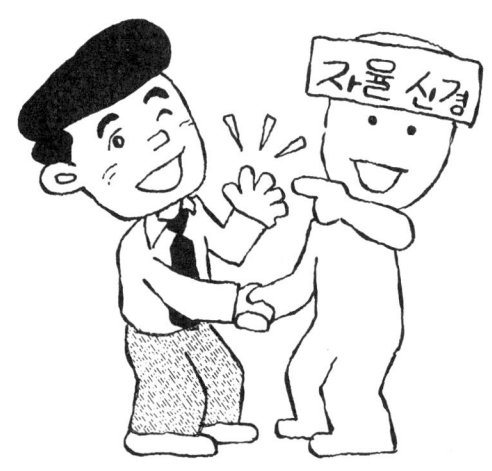

손바닥은 내장을 조정하는 거울이다.

른 장기는 에너지를 축적하는 활동을 계속하고 있다. 이것은 자율신경의 활동에 의한 것이고, 물론 지령은 뇌에서 보내지고 있는 것이다.

그리고 이 뇌조차도 내장으로부터의 정보를 전달한다는 식으로 콘트롤하고 있는 것이 손바닥이다. 이와 같이 뇌에 집약돼 있는 내장에 관한 정보는, 그것과 꼭 같은 것이 손바닥에도 빠뜨리지 않고 나타나게 되는 것이다. 그래서 손바닥에 내장의 상태가 정확하게 나타나는 것이다.

내가 손바닥의 상태를 보고 내장의 건강상태를 알 수 있다고 강조할 수 있는 이유가 여기에 있는 것이다.

제 3 장
손바닥 자극으로 튼튼한 내장을 만들 수 있다

1. 손바닥으로 내장의 이상을 발견한다.

 이 책은 손바닥의 변화에 주의하여 내장의 이상을 미리 발견하고 병이 더 진전되기 전에 치유해 버리고자 하는 것이 주제이다. 최근 내가 몇 번인가 진찰한 어느 환자의 경우가 이 주제와 딱 들어맞기 때문에 하나 소개한다.
 이 환자는 곧 90세가 되니까 보통 상식으로 치면 벌써 오래 전에 현역으로 물러났다고 해도 부자연스럽지 않은 늙은이다. 그러나 그의 육체는 이러한 상식에서 벗어나 아주 건강하다. 굵은 골격에 더하여 근육은 힘차게 부풀어 오르고 지방은 거의 없다고 할 수 있을 정도다.

피부의 상태도 윤기가 있으며 포동포동함이 더 말할 나위 없어 전혀 험잡을 곳이 없다. 나의 오랜 진찰경험에서도 고령의 나이에 이 정도의 훌륭한 체격을 갖춘 사람은 보지 못했으며 아마 금후에도 없을 것으로 생각이 되었다.

손바닥도 상태가 육체와 흡사하게 근사하였다. 앞에서 얘기한 진찰의 포인트인 색, 경도, 부드러움, 촉촉함과 건조의 형편의 어느 것을 들어도 모두가 최상이며 따라서 내장은 대단히 생생하게 활동하고 있었다. 그러나 이러한 그의 손바닥 가운데에서 다만 한 군데 내게는 신경쓰이는 곳이 있었다.

2. 손바닥에는 내장의 작은 변화도 나타난다.

내가 신경쓰인 곳이라 함은 새끼손가락이었다. 이 새끼손가락이 다른 손가락과 비교하여 아주 조금이지만 부어 있었다. 새끼손가락에는 요통에 효력이 있는 '명문(命門)'이라는 경혈이 있다. 내가 그 명문을 눌러보자 아니나 다를까 그는 통증을 느껴서 손을 잡아당겼다. 그래서 몸을 잘 살펴 보았더니 역시 가벼운 요통(腰痛)의 증상이 있었다.

요통이란 것은 일반적으로는 내장과 전혀 관계가 없다고 생각되기 쉬우나 실은 그렇지가 않다. 내장의 기능장해가 요통을 유발시키는 일이 제법 많이 나타난다. 명문은 신장과 관계하고 있기 때문에 여기에 통증 등의 변화가 나타나면 신장의 이상을 의심해 볼 필요가 있다.

그의 경우 당시 어떤 단체의 회장직을 맡아 대단히 바빴기 때문에 그 영향으로 신장이 다소 약해져 있었다. 앞에서도 얘기한 바와 같이 도고씨의 내장은 원래 대단히 건강했기 때문에 단 한 번의 치료로 잠깐 사

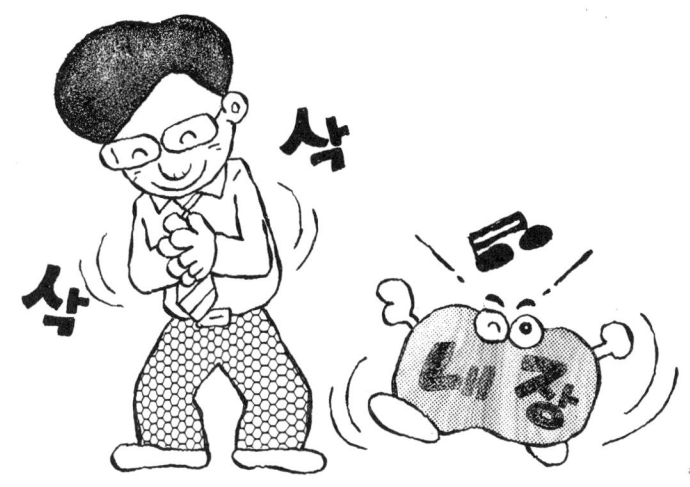

손바닥을 자극하면 몸에 활력이 넘친다.

이에 회복되었다.

　이와 같이 손바닥에는 내장의 아주 작은 이상도 뚜렷하게 나타난다. 따라서 이 변화를 무시하지만 않으면 손바닥을 치료하는 것으로 내장의 이상도 간단하게 해소되어 버린다. 이것을 반대로 말하면 항시 손바닥을 단련해 두면 튼튼한 내장의 건강체를 만들 수가 있다는 것이 된다.

　사실을 말하면 나도 애초부터 그의 손바닥이 어째서 이렇게 이상적인 상태인지 진찰했을 때에는 잘 알 수 없었다. 그와 같이 고명한 사람이면 몹시 바빠서 제대로 운동도 하지 못할 것이라는 선입관이 내게는 있었던 것이다.

　그러나 그것은 전혀 잘못된 예상이었다. 그는 재계인에게 붙어 다니는 요정 출입은 전혀 하지 않고 틈만 있으면 괭이를 들고 열심히 밭일을 한다는 말에 나는 '역시'하고 납득하였다.

　그의 강인한 내장을 만든 비밀은 밭일이었다. 밭을 갈고 씨를 뿌리고 수확을 하는…… 이런 일련의 작업은 모두 손을 사용한다. 더구나 밭은 사계절을 통하여 여러 가지 작물이 재배되니까 일년내내 손을 자극하는 것이 된다. 그의 밭일은 어제오늘 시작한 것이 아니고 몇십 년 계속해서 익숙해 있는 듯했다. 그렇다고 한다면 내가 품었던 의문도 모조리 풀어지고 그의 훌륭한 손바닥도 당연한 일로 이해 할 수 있는 것이다.

3. 야구선수가 방망이로 연습을 많이하면 내장이 튼튼해진다.

거인군의 왕 감독이라고 하면 프로야구팬 이외의 사람들에게도 널리 알려진 유명인이다. 이 왕 감독은 1959년에 입단하여 1980년에 은퇴할 때까지 실로 22년 동안 일선에서 활약하였다. 그 사이 거의 고장다운 고장은 일으킨 일이 없고 '튼튼하게 오래 견딘다'라고 절찬받고 수없는 대기록의 훈장을 달고 애석해 하는 가운데 현역에서 물러났다.

타자로서 홈런의 세계기록을 수립한 왕 감독인지라 틀림없이 완력도 남달리 세겠지 라고 나와 같은 비전문인들은 생각하지만 사실은 결코 그렇지 않다고 한다. 완력이나 그것을 떠받드는 근력은 야구계에는 왕 감독 이상의 선수가 흔해 빠졌다고 한다. 다만 연습벌레라는 점에 대해서만은 왕 감독과 비길 수 있는 자가 없다는 것이다. 연습은 주로 방망이 휘두르기였다.

현역시대의 왕 감독은 슬럼프에 빠졌다 하면 방망이 휘두르기를 열심히 하고 잘 맞을 때도 방망이 휘두르기 라는 식으로 방망이 휘두르기의 벌레였다고 한다. 그것도 여느 선수가 하는 것같이 손쉬운 것이 아니라 자기의 스윙에 납득이 갈 때까지 언제까지나 계속하는 힘든 것이었다고 한다.

 나는 앞서 말한 노령의 환자와 왕 감독의 건강체의 비밀은 이러한 힘든 방망이 휘두르기로 손바닥을 단련했기 때문이라고 생각한다. 재차 강조하는 것은 손바닥을 단련하는 것은 내장의 기능을 높이는 것과 연결된다는 것이다.

 그리고 내장의 상태가 완벽하면 완력같은 것은 남보다 다소 못하더라도 그것을 상회하는 활동이 충분히 가능하다는 것을 이들이 증명해 준 것이다.

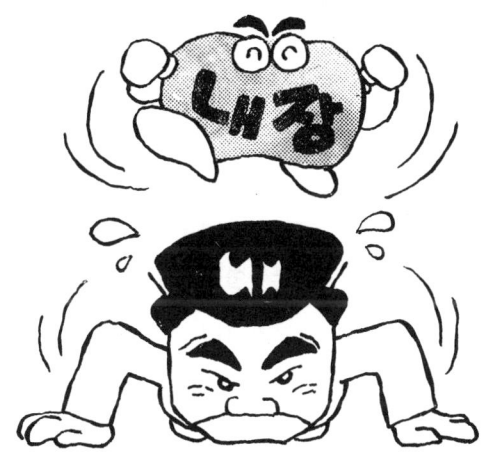

팔굽혀펴기를 하면 내장이 강해진다.

제2부
손바닥에 나타나는 내장의 이상

 아무튼 바쁘기 짝이 없는 현대인은 때로는 자기의 몸 속에 중대한 병을 안고 있어도 전혀 모르고 있는 일이 많다. 말하자면 이것은 현대인이 모두 병에 대해서 약간 불감증이 되어 있다는 증거라고 할 수 있다.
 그리고 증상이 진행되고 악화되어서야 겨우 일의 중대함을 알아차리고 허둥지둥 병원에 달려 들었을 때 의사가 왜 지금 왔냐고 물으면, 이구 동성으로 다음과 같은 말을 한다. "증상을 가리키는 증후가 발견되지 않았다." "자각증상이 느껴지지 않았다." 그러나 정말 그런 것일까?
 어떤 병이라도 적어도 내장기관에 관계가 있는 증상이라면 병의 씨가 뿌려졌을 때 벌써 어떤 증후가 나타나고 있다. 애초에 인간의 내장기관은 일단 이상이 생기면 바로 위험신호를 발신하고 본인에게 그것을 전달하는 구조로 되어 있는 것이다.

이러한 내장기관이 보내는 신호를 재빨리 잡아서 증상을 미연에 방지하는 중요한 부위가 손바닥이다. 손바닥에는 (손등도 포함해서) 심장을 위시하여 갖가지 내장기관의 기능과 깊이 결부되어 있는 여섯 가닥의 경락이 지나고 있다.

그러니까 이들 내장에 만약 이상이 생기면 맨 먼저 이 부분에 변화가 나타나는 것이다. 이것은 항상 손바닥을 관찰하고 그 변화를 점검하면 현재의 내장상태 기능과 형태를 한눈으로 볼 수 있다는 것도 된다.

이 장에서는 손가락 끝에서 손톱 수상에 이르기까지 40가지의 항목에 걸쳐서 손바닥의 변화로 내장의 상태를 진단하고 증상과 병을 사전에 점검하는 방법을 상세하게 소개하고 있다.

이 진단법은 수천 년에 이르는 동양의학의 이론 경험이 뒷받침되고 있기 때문에 그 신빙성에 대해서는 전혀 의심할 여지가 없다. 더구나 진단이라 해도 그 기본은 다만 손바닥의 각 부위를 관찰하는 것뿐이니까 언제든 어디서든 누구라도 간단하게 할 수 있을 것이다. 그러니까 내일로 미루지 말고 오늘부터라도 틈틈이 '손바닥으로 몸의 이상을 미리 아는 법'을 시험해 보기 바란다.

이 글 가운데에 나오는 특수한 용어 몇 개를 알아보면, 먼저 '모지구(母指丘)'라 함은 엄지손가락이 붙어 있는 하부에 있는 불룩한 부분의 이름이고 또한 손바닥의 변화의 대목에 '지아노제'라는 말이 자주 등장하는데 이것은 피부가 보라색으로 변화하는 것으로써 일종의 울혈(鬱血) 상태를 가리킨다. 그러면 이것들을 근거로 해서 가만히 손바닥을 응시하여 자신의 건강도를 점검해 보기 바란다.

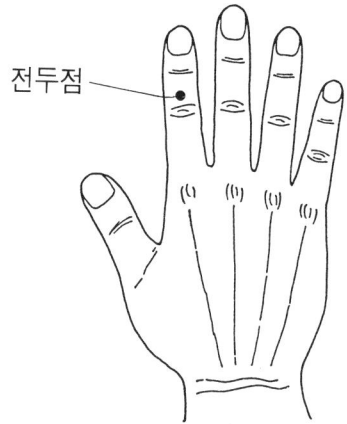

위염에는 전두점을 이쑤시개로 자극하거나
담배뜸질을 한다.

1. 검지손가락의 제2관절 손등 쪽을 눌러서 아프면 위염의 위험신호이다.

내 친구 K는 모형총(模型銃) 수집을 하고 있는데 어느 날 그 수집물품을 구경할 기회를 얻었다. 서재의 진열상자에 줄지어 늘어놓아진 그 총들은 모형총이라고 하지만 보통사람의 눈에는 진품과 거의 구별이 되지않고 들어보면 무게도 제법인 것이었다. 그는 그 총의 하나하나를 들어 친절하게 그 취급 방법을 설명하여 주었는데 그때 실로 기묘한 것을 알아차렸다. 총을 들어 쏘는 시늉을 할 때에 검지손가락이 아니고 중지손가락을 방아쇠에 거는 것이었다. 이것은 총쏘는 법 치고는 아무리 생각해도 이상했다.

그래서 내가 그 질문을 던져보니까 "오늘은 웬지 검지손가락의 관절이 아파서 중지손가락을 써서 쏘았어." 라는 대답이었다.

이것으로 납득이 되었다. 그에게는 어떤 병의 증상이 나타나기 시작하고 있어 그 징후가 검지손가락의 관절에 나타나 있는 것이다.

검지손가락 손등 쪽의 제2관절 위에는 전두점(前頭点)이라는 경혈이 있다. 이곳은 위염의 반응점이며 이 주변에 지아노제가 나타나거나 이곳을 눌러서 아픔을 느끼면 위염이 있을 가능성이 많다.

위염은 원인은 여러 가지인데 만성의 것은 식생활의 부절제에서 일어나는 것이 많다. 친구 K는 식사를 불규칙하고 조급하게 먹어치우는 습관의 소유자였다. 게다가 하루에 담배는 두 갑씩이나 피우고 직업상 언제나 정신적으로 안정되어 있지 못하다는 것이니 이래서는 위염을 일으키지 않는 것이 이상한 것이었다.

그러니 이러한 위염을 일으키기 쉬운 사람은 평상시부터 전두점의 변화에 주의하여둘 필요가 있다. 만약 이곳이 아파지기 시작하거나 변색하거나 하면 이 부분을 잘 자극해야 한다.

자극의 방법은 이쑤시개로 찌르거나 담배뜸질을 하는 것이 가장 효과적이다. 또한 이곳은 염좌(捻挫)나 류머티스에도 좋은 경혈이니 기억해두면 편리할 것이다.

2. 약지손가락의 제2관절 손바닥 쪽을 눌러서 아프면 간장, 담석에 주의

친구 딸의 결혼피로연에 출석했을 때의 일이다. 내 옆자리에는 40대 후반이라 생각되는 여성이 앉아 있었는데 그 사람의 동작이 나에게는 매우 신경쓰이게 하는 것이었다. 파티가 시작했을 때부터 그녀는 줄곧 찡그린 얼굴로 겨드랑이에 손을 얹기도 하고 측두부(側頭剖)를 손가락

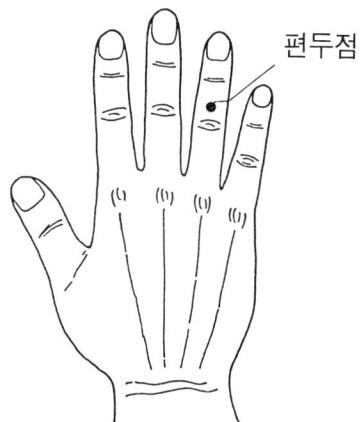

편두통이나 가슴앓이에는 편두점을 자극한다.

끝으로 찌르기도 하면서 심하게 안절부절 하고 있었기 때문이었다. 그래서 내가 노파심에서 "어디 몸이라도 나쁘십니까?"라고 물었더니 "대단치는 않으나 약간 편두통이 있고 겨드랑이에 아픔을 느낀다" 라는 대답이다. 이것을 듣고 나는 조금 깨달아지는 데가 있어 약지손가락의 제2관절을 주무르도록 권하였는데 그것을 실행한 그녀는 "여기에 아픔을 느낀다."고 소리를 질렀다.

사실을 편두통이나 가슴앓이는 삼초경의 균형이 무너진 것에서부터 시작이다. 삼초경은 약지손가락의 끝에서 시작하고 있는 경락으로 인간의 생명에너지 즉 생리기능과 밀접한 관계가 있다.

이 삼초경에 이상이 있으면 예의 여성과 같이 편두통이 생기기도 하고 어깨가 뻐근하거나 가슴앓이를 느끼기도 하고 더욱이 간장이나 담낭에 아픔을 느끼기도 한다. 이러한 증상을 사전에 예지하는 곳이 편두점이라는 경락이다.

편두점은 약지손가락의 손등 쪽으로 제2관절 위에 있고 삼초경에 이상이 있으면 그 주변의 피부가 굳어지거나 지아노제가 나타나거나 한다. 더욱이 누르면 제법 아픔을 느낀다. 그러므로 이럴 때에는 편두점을 잘 주물러서 생명에너지의 흐름을 원활하게 해주지 않으면 안된다. 자극에 의해서 편두점의 아픔이 사라지면 삼초경의 균형이 정상으로 돌아선 증거라고 생각해도 틀림이 없다.

여성은 피로연 동안 내내 이 편두점을 강하게 계속 주무르고 있었는데 신랑신부가 퇴장하는 즈음에는 찡그린 얼굴도 사라지고 완전히 원기를 되찾았다. 편두점은 이처럼 효과있는 경락인 것이다.

3. 약지손가락의 제2관절 손바닥 쪽을 눌러서 아프면 담낭질환 우려

식구들이 모여서 텔레비전을 보고 있었을 때의 일이다. 화면에는 마침 어떤 탤런트가 인터뷰를 받고 있었는데 이것을 시청하고 있던 식구 중의 한 사람이 "이 사람 조금 목소리가 달라진 것 같아."라고 말하였다.

그 탤런트는 나도 알고 있었는데 틀림없이 이전과 비교하여 말소리가 날카롭고 "가갸거겨"가 확실하지 않게 느껴졌다. 그래서 나는 "이 사람은 담경(膽經)의 병에 걸린 가능성이 있으니까 약지손가락을 단련하지 않으면 안돼"라고 말했다.

그때에는 또 언제나의 입버릇이 시작되었다고 주위 사람들이 어이없는 얼굴들을 하였는데 그 탤런트가 담낭염으로 입원하였다는 보도가 나온 것은 그로부터 10일도 되지 않았다.

담경은 주로 담낭 체측부(體側部) 어깨, 측두(側頭)등에 작용하는 경

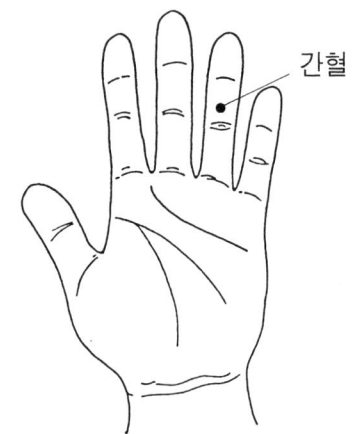

담낭의 질환에는 간혈을 눌러 준다.

락이다. 담은 "간담상조(肝膽相照)하다."라고 말하는 것처럼 체내에서 해독작용을 관리하는 간장의 기능을 보조하는 기관이므로 이곳에 이상이 있으면 얼굴이나 피부가 어딘지 모르게 더러워져 있는 느낌이 되고 언제나 기운이 없고 건강을 무너뜨리기 쉬워진다. 이 담 곧, 현대의학에서 말하는 담낭의 질환을 미리 점검하는 중요한 요점은 약지손가락에 있다. 약지손가락의 손바닥 쪽의 제2관절 위에 있는 간혈이라는 경락이 그것이다.

이 간혈에 지아노제가 나타나거나 눌러 보아서 아픔을 느끼면 담낭질환의 염려가 강하다고 할 수 있다. 이러한 경우에는 이곳을 손가락으로 눌러 주무르던가 담배뜸질을 하던가 해서 정성스레 자극하여 주면 이 부분에 나타난 변화도 없어지며 질환도 낫는다.

더욱이 이 간혈은 담낭질환뿐아니라 흉통이나 두통 특히 측두부에서 목이 붙은 부분에 걸쳐서 나타나는 통증에도 좋은 효과를 발휘한다.

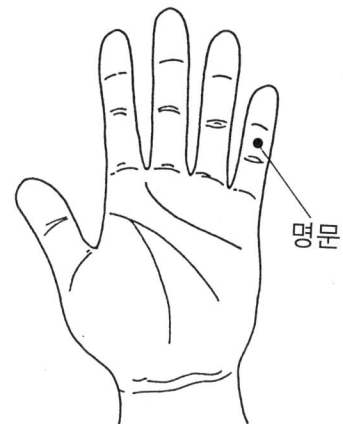

생식기 질환에는 명문에 강한 자극을 준다.

4. 새끼손가락의 제2관절 손바닥 쪽을 눌러서 아프면 생식기 질환에 주의

 결혼을 앞두고 있다는 20대의 여성으로부터 생식기의 이상을 점검하는 요점이 있으면 가르쳐 달라는 편지를 받았다. 문의는 2년쯤 전에 자궁근종(子宮筋腫)의 자칫하면 자중전적출(子宮全摘出)을 할 뻔했다는 것이다. 그렇기 때문에 같은 전철을 밟지 않고 결혼후 떳떳하게 어머니가 되기 위해서 사전에 생식기의 이상을 아는 방법을 알고 싶다는 것이었다.
 틀림없이 생식기계의 병은 증상이 그다지 밖으로 나타나지 않는 만큼 그 초기의 단계에서는 간과하여 버리는 일이 많다. 더구나 여성의 경우에는 어지간한 아픔이 되지 않는 한 병원에 가기 싫어하는 경향도 있다.

생식기의 이상을 알기 위해서는 새끼손가락의 손바닥 쪽의 제2관절을 누르면 곧 알 수 있다. 눌러보아서 이곳에 아픔을 느끼지 않으면 기능은 정상이고 아픔을 느끼면 이상이 있다.

이 새끼손가락의 손바닥 쪽의 제2관절 위에는 명문이라는 경혈이 있는데 이 명문은 방광, 고환, 자궁 등의 반응점으로 이들 기관에 이상이 있는 경우에는 이 경혈이 가장 민감하게 반응한다.

그래서 이 명문에 아픔을 느끼고 생식기능의 장해가 인정되면 이곳을 잘 주물러 풀어주는 것이 좋다. 머리핀 자극이나 담배뜸질을 하면 손가락으로의 누르기 보다 더욱 높은 효과가 얻어질 것이다. 그리고 명문의 통증이 사라지면 기관의 장해도 제거되었다고 판단해도 좋겠다.

또 이 명문은 해산(解産)을 편하게 하고 어린이의 야뇨증을 해소하는 효과도 있다.

이런 경우에는 매일 성심껏 새끼손가락 전체를 주무르는 것을 잊지 말아야 겠다.

5. 새끼손가락의 색·모양으로 방광·심장의 이상을 체크한다.

누구나 어릴 때 잘 하던 '손가락 걸기'도 어른이 되면 좀체 하지 않는데 아주 최근에 이것도 제법 좋은 것이라고 느끼게 하는 일이 있었다.

같은 동네에 사는 친한 친구의 집을 방문하였을 때의 일인데 돌아올 즈음에 "꼭 다시 오라."고 그 친구의 여섯 살 먹은 손자에게 졸리어 그 아이의 명령으로 가족전원과 손가락 걸기를 한 것이다. 그때 친구의 새끼손가락에 대단히 주의를 끄는 징후를 발견하였다. 거기에는 제법 뚜렷한 지아노제가 나타나 있었다. 그래서 "최근 몸에 변화는 없는가?" 라고 물었더니 한참 있다가 "그렇게 말하니까 배뇨가 좀 나빠진 듯하다."라는 대답이 있었다. 곧, 그는 배뇨장해의 일보 직전이었던 것이다.

새끼손가락은 방광을 위시해서 심장, 자궁, 고환, 신장 등의 내장 제 기관의 기능과 밀접한 관계를 맺고 있는 부위이다. 그렇기 때문에 이들 내장에 이상이 있으면 제일 먼저 그 징후가 나타나는 것은 새끼손가락이다. 다시 말하면 새끼손가락은 방광이나 심장의 기능을 점검하는 중요한 요점이 된다.

만약 이 새끼손가락에 지아노제가 나타나거나 딱딱해지면 이것은 위의 제 기관의 이상을 가리키는 황신호이므로 신속히 그 기능을 정상으로 되돌려 주지 않으면 안된다.

그 방법은 새끼손가락의 손톱뿌리의 언저리에 있는 소충, 소택의 경혈을 잘 눌러 주는 것이다. 소충, 소택은 심경, 소장경의 경혈로 심장이나 비뇨기관의 혈행을 좋게 하고 기능을 높이는 것에 좋은 효과를 가져다 주는 요점이다. 이것을 계속 눌러서 새끼손가락에 나타난 변화가 사라지면 내장기능이 회복 되었다는 증거이다.

나에게 배뇨장해의 위험을 지적 받았던 친구는 현재도 매일 거르지 않고 이 두 경혈을 자극하고 있다고 한다. 새끼손가락의 중요성을 잘 이해했기 때문이다. 내가 그의 손자와 약속을 했듯이 다시 한번 그 집을 방문할 즈음에는 그의 배뇨도 완전히 좋아져 있을 것이다.

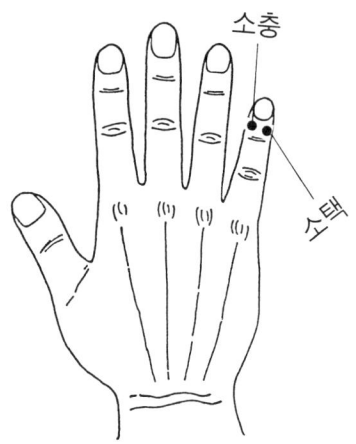

비뇨기관의 기능이 약할 때는 소충, 소택을 누른다.

6. 중지손가락과 검지손가락 사이의 피부가 딱딱해지면 신경성 내장장해에 적신호

어느 날 다방에서 1940년대 회사원풍의 남성과 그의 부하로 보이는 청년이 건강에 대해서 잡담을 하고 있는 것을 우연히 들었다. 그때 연배의 남성은 한탄같기도하고 불만같기도한 투로 이런 말을 하였다.

"최근엔 하루종일 머리가 멍하고 웬지 개운치 않아 몸에는 별 이상이 없는데 기억력이나 판단력이 완전히 쇠퇴해서 어제 만난 사람의 이름도

손바닥에 나타나는 내장의 이상 47

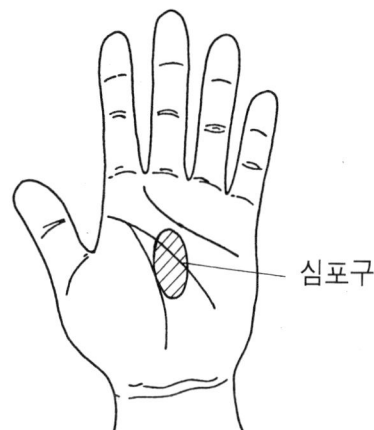

신경성 두통에는 양 손바닥을 서로 비벼
심포구를 자극한다.

생각나지 않을 때가 종종 있으니…… 나이 탓인지도 모르겠지. 뭔가 묘약이 없을까?"

  이 남성과 같은 경험을 한 사람은 여러분 중에도 많이 있을 것이다. 이러한 두뇌기능의 둔화, 기억력의 감퇴 또는 불면 등의 징후는 뚜렷한 자각증상이 없어서 이 남성처럼 나이 탓 등으로 애매하게 취급되어 버리기 쉽지만 이들 징후는 정신적인 스트레스에 의해서 야기되는 경우가 압도적으로 많다. 이것은 손바닥을 보면 용이하게 판단될 것이다.

  스트레스나 정신적인 병에 밀접하게 관련맺고 있는 경락은 심포경(心包經)이다. 이 심포경은 심장의 기능을 돕고 두뇌나 장 등을 총괄적으로 지배하는 기능을 갖고 있기 때문에 이것이 약해지면 예의 남성과 같은 징후가 나타나는 것이다.

  이 심포경의 기능을 점검하는 방법은 중지손가락과 검지손가락 사이의 피부를 집어보면 된다. 이 부근에 심포경의 경락이 있으므로 여기가 굳어져 있다거나 딱딱해져 있으면 심포경이 '펀치'의 상태에 있다고 판단되는 것이다.

이 심포경을 강화하고 스트레스에서 오는 두뇌의 둔화 기억력의 감퇴를 막기 위해서는 바로 손바닥의 중앙에 있는 심포구를 잘 눌러 주무르는 것이 가장 효과적이다. 한쪽 손을 번갈아 자극해도 괜찮지만 양 손바닥을 강하게 싹싹 비벼 문지르면 자연히 좌우의 심포구를 서로 자극하는 것이 되어 편리하다. 이렇게 하는 것만으로 머리가 제법 상쾌해지니까 아침의 통근전차나 버스에서 실천하면 좋을 것이다.

7. 중지손가락과 약지손가락 사이가 딱딱해지면 간장장해의 위험신호

내 친구 중엔 어떤 유명한 씨름 선수의 후원회에 소속되어 있는 사람이 있는데 몇년 전에 그에게서 그 한 선수 손의 탁본을 받은 적이 있었다. 그때 그는 "어떻습니까? 크고 아주 훌륭하지요." 라고 몇 번이고 그것을 자랑하였다.

나는 그 손의 탁본을 보고 오직 하나 마음에 걸리는 점이 있었는데 바로 중지손가락과 약지손가락에 해당하는 부분에 먹이 묻은 상태가 조금 지나치게 진하다는 것이었다.

이것은 그 부분의 피부가 좀 굳어 있음을 나타내는 것으로 이러한 징후는 내장 특히 간장에 이상을 일으키고 있는 경우에 많이 나타나는 것이기 때문이었다.

앞에서 설명한 바와 같이 손바닥에서 간장의 기능과 가장 밀접하게 연결되어 있는 것은 중지손가락이다.

그러므로 간장에 무슨 이변이 있는 경우에는 이 부분에 가장 가까운

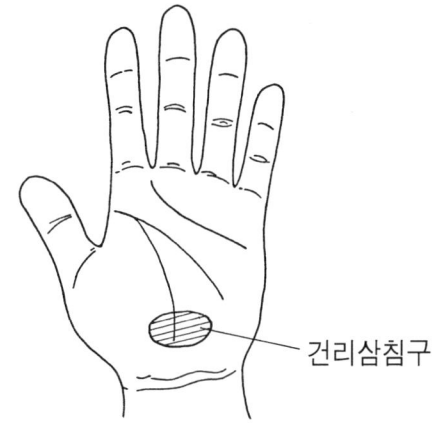

간장이 나빠졌을 때는 건리삼침구를 자극한다.

피부 곧, 중지손가락과 약지손가락 사이의 피부에 먼저 위험 신호의 불이 켜진다.

이 부근 일대의 피부가 딱딱하게 굳는 것이 그 신호이며 이렇게 되면 대체로 간장이 이상을 일으키고 있다고 생각해도 틀림이 없다.

이것을 자각증상이 없다고해서 방치해두면 최악의 경우 간경련을 일으키기도 한다.

중지손가락과 약지손가락 사이의 딱딱함이 못과 같은 정도에까지 진행하면 그 위험이 충분하다고 보아야 한다. 그후 그 씨름선수는 간장장해를 일으켜 몸상태를 무너뜨리고 한참동안 고생을 했다고 한다.

이러한 중지손가락과 약지손가락 사이의 딱딱함을 제거하고 간장의 기능을 정상으로 돌이키기 위해서는 손바닥의 하부에 있는 '건리삼침구(建理三針區)'를 잘 자극하는 것이 가장 효과적이다.

이 건리삼침구는 간장뿐 아니라 심장, 위, 장 등의 제 기관의 질환에도 대단히 효과가 있는 요소이므로 이곳을 정성들여 주무르거나 솔로 문지르면 혈행이 좋아지고 내장의 활동도 활발해 질 것이다. 간장의 상태에 자신을 갖지 못하는 사람은 꼭 한 번 시험해 보면 좋은 효과가 있을 것이다.

8. 손톱을 눌러서 내장의 어느 부분이 약한가를 알아낸다.

나의 치료원에는 때때로 아이들을 동반한 환자가 찾아오는데 나는 환자의 치료가 끝난 후에 아이들과 팔씨름을 한다. 나는 큰 엄지손가락으로 거머쥔 아이들의 작은 엄지손가락을 해방시켜 주고나서 꼭 이런 말을 한다. "너는 아주 튼튼한 아이야. 감기도 들지 않고 정말 건강하다."

이 팔씨름은 내게 있어 대단히 즐거운 놀이지만 결코 놀이로 그치는 것이 아니라 진찰의 한 방법 이기도 하다. 나는 아이들 엄지손가락의 손톱을 누르는 것으로 호흡기에 이상이 없는지의 여부를 확인하고 있는 것이다. 이 점검법은 극히 간단하고 정확한 것이다.

먼저 다섯손가락의 손톱을 차례로 눌러본다. 어느 손톱을 눌러도 곧 붉은기가 되돌아오는 경우는 매우 건강한 것이다. 붉은기가 곧 되돌아 온다는 것은 혈액의 순환이 순조롭게 되고 있다는 것이므로 내장의 활동도 대단히 활발하다는 것이 된다. 그러나 어느 것이나 한 개라도 붉은기가 되돌아오는 것이 늦다고 하면 거기는 혈행이 나빠져 있는 것이니까 이 손가락과 관계 있는 내장에 이상이 있는 것이다. 예를 들면 엄지손가락은 호흡기·가슴, 검지손가락은 위·장, 중지손가락이면 간장이다.

그래서 이러한 내장기관의 장해를 미연에 방지하기 위해서는 그 붉은

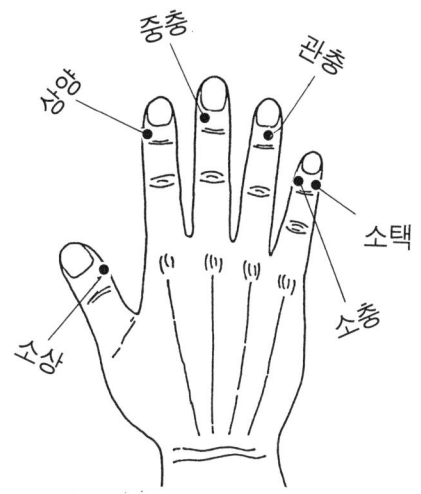

내장기능 저하의 예방은 소상·상양·충충·
관충·소충·소택을 시간이 있을 때마다 누른다.

기의 되돌아옴이 늦었던 손가락의 정혈을 잘 눌러주면 된다. 엄지손가락의 소상을 주의깊게 누르면 혈행이 좋아지고 내장기능도 회복된다.

이 점검법은 직장의 출퇴근의 전철 속이라든가 교통신호 대기를 하고 있을 때라든가 혹은 집에서 텔레비전을 보고 있을 때 곧 해보는 것이 좋다.

이러한 일상의 짧은 시간을 손톱의 관찰이나 점검에 쪼개는 배려를 한다면 내장기능의 저하나 장해를 미연에 방지할 수 있고, 그것이 나아가서는 건강을 지키는 지름길이 되는 것이다.

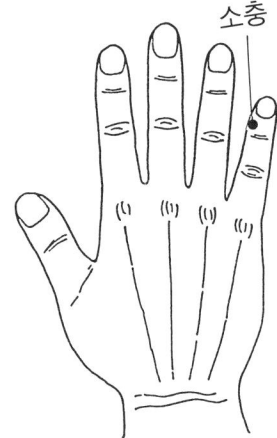

소충을 자극하면 심장·내장의 기능이 강해진다.

9. 손바닥에 생기는 못도 내장기능의 체크 포인트이다.

보통의 '못'은 일부의 피부가 과사용으로 인해서 생기는 것이다. 예를 들어 문필가라면 엄지손가락이나 중지손가락에 못이 생기고 기타 연주자면 다섯손가락의 끝에 못이 밝힌다는 식이다. 이러한 못은 그 생기는 이유에서 보자면 극히 자연스러운 것이지만 그것이 평상시 별로 사용하지 않는 부분에 생기게 되면 이땐 사정이 약간 달라진다. 이 경우에는 그 생긴 부분에 관계하고 있는 내장의 기능저하를 의심해 볼 필요가 있다.

수년 전 어떤 유명한 선수와 얘기할 기회를 얻어 그의 손바닥을 관찰한 일이 있었다. 하루에 몇백 번이고 방망이 휘두르기를 되풀이한다는 그 선수의 손바닥에는 검지손가락이나 중지손가락이 붙어 있는 뿌리에 제법 큰 못이 있어 고된 훈련을 느끼게 하는 것이었으나, 내가 이상하게 생각한 것은, 새끼손가락이 붙어 있는 뿌리에 꼭 같은 못이 있던 것이다. 듣자니 다른 선수는 새끼손가락에 못이 생기거나 하지는 않는다는 것이다. 그래서 "요즘 연습이 힘들다고 생각한 일은 없습니까?" 라고 거듭 물었더니 "그렇게 말하니까 요즘 한동안은 연습 후에 쉽게 피로가 오는 것 같아요." 라고 대답하였다.

몸을 움직이거나 일을 한 뒤 급속히 피로가 오는 것은 심장의 기능이 약해져 있다는 증거이다. 곧, 그것은 새끼손가락에 붙어 있는 뿌리에 생긴 못은 심장의 기능저하를 가리키는 징후였던 것이다. 새끼손가락에는 심경이 지나고 있으므로 심장의 기능이 약해지면 이 부분의 피부가 굳어져서 심장의 자극을 완화하려고 하는 것이다.

이렇게 못이 생길 리 없는 장소에 생겼을 때에는 그 부분과 관계하고 있는 내장의 기능이 약해져 있는 증거니 경락상의 정혈을 잘 자극해 줄 필요가 있다.

못도 내장의 기능을 알기 위한 중요한 체크·포인트라는 것을 기억해야 한다.

10. 손바닥이 축축한 사람은 위궤양에 조심

미국에서 거리에다 돌을 던지면 꼭 정신과의사나 변호사가 맞는다고 할 만큼 정신과의사가 많은 나라이다. 곧, 그만큼 정신적인 병이나 스트레스로 괴로와하는 사람이 많다는 의미이다.

또 미국인들은 손에 땀을 흘리고 있는 사람이 대단히 많다고도 한다. 실제로 나도 몇 사람인가의 미국인과 악수를 한 경험이 있는데 그 대부분이 축축하게 땀이 밴 손이었다. 이것은 정신적인 스트레스가 크면 손

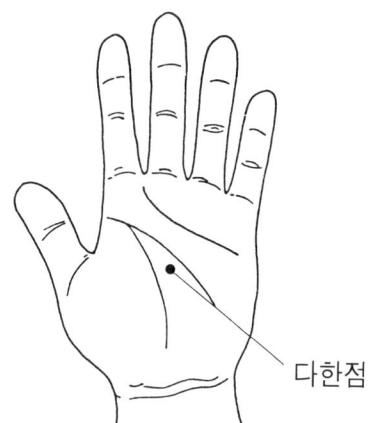

손에 땀이 흐르고 스트레스가 심할 때는
다한점을 자극한다.

에 땀을 흘리기 쉽다는 것을 여실히 가리키고 있다고 할 수 있다. 곧잘 '손에 땀을 쥔다.'라고 말하는데 인간은 마음에 긴장이나 압력 스트레스를 품으면 손 벽의 발한작용(發汗作用)이 이상하게 촉진된다고 하는 것이다.

그래서 평소에도 손바닥에 땀을 흘리기 쉬운 사람은 충분한 주의가 필요하다. 스트레스가 커지면 내장기관의 기능에 중대한 영향을 끼치게 되기 때문이다. 내 환자 중에도 수험 노이로제로 위가 나빠진 젊은이나 일의 중압으로 궤양에 걸린 회사원이 상당히 있다. 이렇게 되지 않기 위해서도 손은 항상 건조시켜 두는 것이 중요하다.

손의 발한작용을 막는데 가장 효과적인 것은 손바닥 중앙에 있는 다한점(多汗点)의 자극이다. 다한점의 위치는 손을 자연스럽게 쥐어서 꼭 약지손가락의 끝이 닿는 곳으로, 찾아내기 쉽다. 이곳을 부드럽게 눌러 주면 손의 발한작용이 감퇴하고 스트레스의 해소에도 매우 좋다.

지난 해에 나는 동양의학의 연구를 위해서 중국을 방문하고 몇십 명의 중국인과 만났는데 매우 놀란 것은 그들의 어느 한 사람도 손에 땀을 흘리고 있는 사람이 없다는 것이었다. 과연 유규의 민족이라 불리어질 만해서 모두 여유있고 스트레스를 추호도 받지 않고 있었다.

그와는 반대로 경쟁이 치열한 우리 사회는 흡사 '스트레스의 집합장'이라는 생각이 든다. 이 가혹한 상황을 뚝심있게 살아나가기 위해서도 항상 손을 건조시켜 놓아야 한다.

11. 엄지손가락의 피부가 물렁물렁하면 호흡기 장해를 의심해 본다.

벌써 나와 같은 나이가 되면 '사춘기의 괴로움' 같은 것은 이미 옛날에 잊어버리게 되는데 어느 날 내 치료원을 찾은 고교 이년생의 사내아이로부터 고민의 상담을 받게 되어 오랜만에 그 감촉을 맛보았다.

그의 고민이라는 것은 친구들로부터 흔히 '여자아이 같다'라고 놀림을 받는다는 것이다. 내 눈으로 보아도 틀림없이 그는 목소리도 가늘고 높으며 몸전체의 인상도 어딘지 나긋나긋하고 믿음직스럽지 못해 보였다. 그가 때때로 가슴이 답답하고 기침이 난다고 하기에 나는 그의 손바닥을 살펴 보았더니 엄지손가락이 매우 딱딱하고 보라색으로 변색되어 있었다. 그래서 나는 그 학생이 호흡기의 기능이 약하다고 판단을 했다.

엄지손가락에는 폐경이라는 호흡기와 밀접한 관계를 맺고 있는 경락이 지나고 있다. 엄지손가락에 변화가 나타난다는 것은 그 폐경의 흐름이 나빠져 있다는 것으로 결론적으로 호흡기의 기능이 둔해져 있다는 것을 의미한다. 이 학생이 나긋나긋 미덥지 못하다는 것도 대기(大氣)를 빨아드리는 호흡기 기능의 약화로 체질이 허약해져 있었기 때문이다.

  이 호흡기의 기능저하에 의해서 나타나는 엄지손가락의 변화는 여러 가지로 학생처럼 피부가 딱딱해질 뿐 아니라 반대로 물렁물렁 해지기도

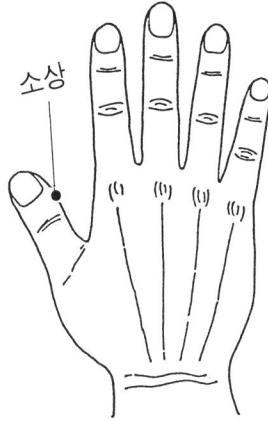

호흡기 질환의 예방에는 소상을 자극한다.

하고 건조해서 까칠까칠 해지기도 하며 보라색으로 변색되기도 한다. 그러나 어느 경우건 그냥 버려두어서는 중대한 호흡기 장해를 일으킬지도 모르는 일이니까 신속히 조치를 취하는 것이 중요하다.

  호흡기의 기능을 높이는 방법으로 가장 효과적인 것은 엄지손가락의 손톱의 뿌리 언저리에 있는 소상이라는 경혈을 자극하는 것이다. 소상은 폐경상의 출발지점에 있는 중요한 경혈이므로 여기를 잘 누르면 호흡기에의 혈행이 좋아져서 장해를 미연에 방지할 수 있다.

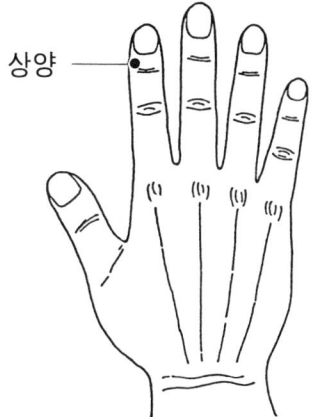

대장의 기능을 강화할 때는 상양을 자극한다.

12. 검지손가락의 색·모양의 변화로 위장의 쇠약상태를 점검한다.

강연회 일로 다방에서 어떤 기업의 총무부의 사람과 만나게 되었는데 그 사람의 커피잔을 잡는 법이 몹시 이상했다. 보통사람처럼 반듯하게 손잡이를 잡지 않고 중지손가락과 엄지손가락으로 컵의 가장자리를 집어올려 마시는 것이었다.

나는 이 색다른 컵을 잡는 법에 흥미를 느끼고 언제나 그렇게 컵을 잡느냐고 물었더니 "아닙니다. 최근 때때로 검지손가락이 아파서 이렇게 잡습니다." 라는 대답을 했다. 그래서 그의 검지손가락을 살폈더니 물렁물렁하고 지아노제가 나타나 있었다. 그래서 나는 "당신은 위나 장이 약한 징후가 보이니까 부디 주의 하십시오." 라고 일러주었다.

검지손가락이 아프고, 딱딱하고, 물렁물렁하고, 지아노제가 나타나는 등의 징후가 발생하였을 때에는 대장을 위시해서 소화기관의 기능이 저하하고 있다는 증거다. 검지손가락에는 대장과 밀접한 관계를 맺는 대장경이 지나고 있으니까 소화기관에 이상이 있는 경우 이 부분에 제일 확실한 반응이 나타나는 것이다.

현재 위나 장에 이상을 느끼지 않고 자각 증상이 없다는 사람이라도 중지손가락에 변화가 나타나면 여하튼 이들 제 기관에 장해가 생길 가능성이 많다고 생각해도 틀림이 없다. 그래서 큰일이 나기 전에 대책을 강구해서 소화기관의 기능을 정상으로 되돌려 주어야 한다.

대장 등 소화기관의 기능을 높이는데 가장 효과적인 방법은 검지손가락의 손톱뿌리 언저리에 있는 상양(商陽)의 경혈 자극이다. 상양은 대장경의 정혈로서 대장에 이상이 있는 사람은 이곳을 누르면 통증을 느낀다. 아픔이 사라질 때까지 여기를 계속 누르고, 아픔이 멎으면 검지손가락에 나타난 부증(浮症)이나 지아노제도 사라지고 대장의 활동도 활발해질 것이다.

만약 손가락으로 누르는 것이 귀찮으면 빨래집게로 손가락을 집어 놓아도 같은 효과를 얻을 수 있다.

13. 약지손가락의 움직임이 둔하면 간장·담낭의 기능이 약해져 있다.

내 친구 중에 언니는 바이올린 동생은 피아노로, 전공은 틀리지만 다 같이 음악가의 딸을 가진 사람이 있다. 친구의 말에 의하면 이 두 딸들은 식욕에 관해선 남자는 저리 가라는 대식가라는 것이다. 나도 한 번 그 친구의 집에서 저녁 식사를 대접받은 적이 있었는데 여윈 편인 딸들의 대단한 식욕에 놀랐다.

손바닥에 나타나는 내장의 이상 59

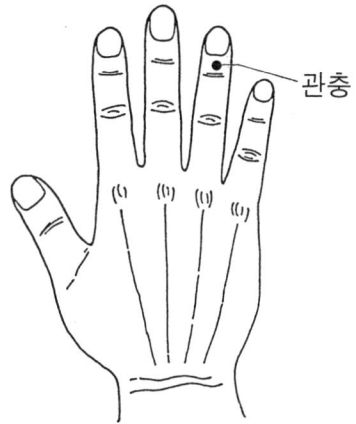

담낭·간장의 기능이 약할 때는 관충을 눌러
통증이 사라질 때까지 계속 누른다.

   이런 왕성한 식욕은 특별히 그 딸들에게만 있는 것이 아니고 음악하는 친구들의 대부분이 그렇다는 것이었다. 나는 시험삼아 딸들의 손을 관찰해 보았는데 그들의 손은 '왕성한 식욕일 수밖에'라는 생각이 들게 했다.
   두 사람의 손에서 요점이 되는 것은, 약지손가락의 발단상인 보통 손의 다섯손가락 중에서도 가장 움직임이 둔한 것이 약지손가락이었다. 바이올린, 피아노의 악기를 연주하는 것으로 단련된 두 사람의 약지손가락은 다른 손가락과 거의 틀리지 않을 만큼 자재(自在)로 움직이는 것이다. 이렇게 항상 활동하고 있으니 약지손가락은 혈색도 좋고 근육도 탄력성이 풍부했던 것이다.
   손의 약지손가락은 간장, 담낭의 내장기관과 밀접하게 연결되어 있다. 이 두 장기는 체내에서 해독을 담당하는 중요한 기관이다. 따라서 간장과 담낭의 혈액순환이 순조롭고 기능이 높으면 무엇을 먹어도 소화가 침체되지 않는다. 반대로 간장과 담낭의 혈액 순환이 나쁘고 기능이 저하되면 먹은 것이 잘 소화 되지 않고 나아가서는 식욕도 감퇴되는 것이다.

간, 담의 혈액 순환이 나쁜 사람의 약지손가락은 여위어 있고 움직임도 둔해져 있다. 그러므로 만약 약지의 움직임이 순조롭지 않게 되거나 여위어 혈색이 나빠져 있으면 간장, 담낭의 어느 한쪽이나 또는 양쪽에 극심한 피로가 와 있다는 신호이다.

그럴 때에는 약지손가락의 손톱뿌리 언저리에 있는 관충을 눌러보면 틀림없이 통증을 느낄 것이다. 그 통증이 없어질 때까지 되풀이해서 누르면 간장, 담낭의 혈행이 좋아지고 기능도 회복된다.

14. 새끼손가락이 보라색으로 되면 소장의 기능이 약해져 있는 것이다.

2, 3년쯤 전에 요통의 치료를 위해 내 치료원에 다니고 있던 어떤 인쇄회사의 영업과장은 술이 세기로는 사내에서 비길 자가 없을 만큼의 호주가였다. 어쨌든 접대로 연일 밤을 세워도 이튿날에는 아무 일도 없다는 얼굴로 누구보다도 일찍이 출근하여 있다는 것이다. 그런고로 틀림없이 위장도 쇠같이 완강할 것으로 상상하고 있었는데 생각과는 달리 전연 반대였다니 놀라지 않을 수 없었다.

이 과장은 조금 많이 알콜이 들어가면 다음날에는 어김없이 설사로 괴로와 한다는 것이다.

나는 그로부터 이 얘기를 들은 후 "이튿날 절대로 설사를 하지 않는 방법을 가르쳐 줄터이니 꼭 해보시오."라고 간단한 건강법을 일러주었다.

손바닥에 나타나는 내장의 이상 61

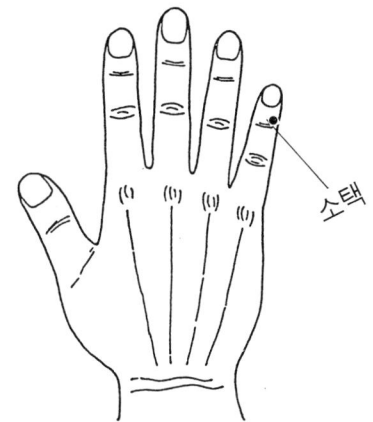

소장이 약할 때는 소택을 자극한다.

일반적으로 설사하기 쉬운 사람은 소화 흡수를 하고 있는 소장의 혈행이 나쁘고 충분히 기능발휘를 하지 않는 일이 많다. 그리고 이같은 소장의 기능불량은 손의 새끼손가락에 현저히 나타난다. 구체적으로는 지아노제라고 해서 새끼손가락의 제일절이 보라색으로 탁해져 있다. 반대로 말하면 이 지아노제가 나타나면 소장은 그다지 좋은 상태는 아니라는 것이다.

또 설령 지아노제가 나타나 있지 않더라도 새끼손가락의 손톱뿌리 언저리에 있는 소택이라는 경혈을 눌러서 아픔을 느낀다면 소장의 기능이 저하하고 있는 증거이다. 이럴 때에는 새끼손가락의 제일절에서 끝까지를 충분히 주물러 풀어줌과 동시에 소택도 눌러준다. 이 방법을 지아노제가 사라지고 소택의 아픔도 없어질 때까지 실행하면 소장의 혈행이 좋아지고 소화흡수 기능이 정상으로 되돌아 온다.

15. 엄지손가락의 손톱반달이 분홍색이 되면 췌장의 기능이 저하

내가 잘 아는 젊은 아가씨가 "매니큐어를 너무 자주 발라 엄지손가락의 손톱이 변색했어요." 라며 안색을 달리하여 나의 치료원을 찾아왔다. '그럴 리는 없는데…….' 라고 생각하면서 얘기를 잘 들어 보았더니 "평상시에는 진한 매니큐어를 하고 있어서 손톱색의 변화를 몰랐는데 방금 제광제로 매니큐어를 닦았더니 다른 손가락의 손톱반달은 백색인데 엄지손가락만은 분홍색이 되어 있어 갑자기 불안해져서 선생님에게 상의하러왔어요." 라고 말하는 것이었다.

이 얘기에 나는 나도 모르게 웃음을 터뜨리면서 "그 손톱반달의 분홍색은 틀림없이 이상의 징후이나 그것은 내장이 당신에게 위험신호를 보내고 있는 것이고 결코 매니큐어 탓은 아니야." 라고 가르쳐 주었다.

이 얘기에서도 알 수 있듯이 손톱은 손가락 끝이나 손바닥과 같이 내장제 기관의 기능을 점검하기 위한 중요한 요점이다. 손톱의 색이나 모양의 변화로 여러 내장기관의 장해나 기능저하를 판단할 수 있으므로 전항에서도 얘기한 바와 같이 평상시부터 손톱을 관찰하는 습관을 붙여 두는 것은 몸의 건강을 유지하기 위해서라도 대단히 중요하다.

이 아가씨와 같이 엄지손가락의 손톱반달이 분홍색이 된 경우는 췌장의 혈액순환이 나빠져서 기능이 저하해 있는 것으로 짐작된다. 췌장은 동양의학에서는 비장이라하고 엄지발가락에 그 경락의 시발점이 있으므로 이에 대응하는 손의 엄지손가락과도 밀접하게 관계하고 있는 것이다. 이 췌장에서 만들어지는 인슐린이라는 성분은 체내의 당의 소화를 촉진하고 조절하는 기능이 있다. 췌장이 약해지면 이 작용이 잘 되지 않고 몸이 피로해지기 쉽다.

이것이 심해지면 당뇨병이 되며 손톱반달이 분홍색이 되는 것은 이러한 자각증상을 느끼는 위험신호인 것이다. 이 췌장의 기능을 높이기 위해서 가장 유효한 것이 엄지손가락의 손톱뿌리 언저리에 있는 소상의 경혈자극이다. 더욱이 엄지손가락의 제일절을 잘 주무르면 혈행도 좋아지고 약해진 췌장에 활력이 되살아날 것이다.

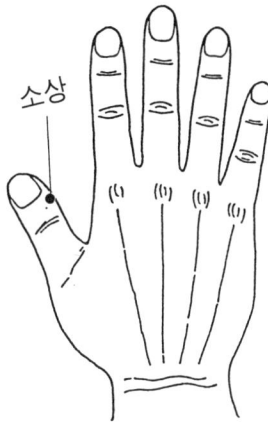

췌장기능을 강하게 할 때는 소상을 자극한다.

16. 검지손가락의 손톱반달이 분홍색이 되면 위·대장이 약해져 있다.

작년 말 어느 술자리에 초대되었을 때 주인으로부터 '뭔가 여흥을…….'이라고 억지 부탁을 받아 '변형수상(變形手相)'이란 재주를 보여주었다. 통상의 수상처럼 손바닥을 보는 것이 아니고 뒷편의 손등을 보고 하는 것이었다.

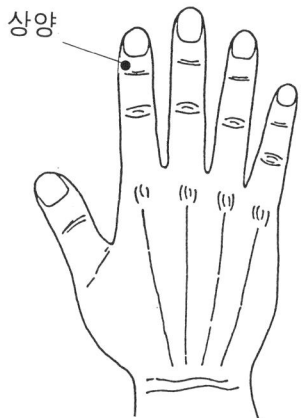

상양을 이쑤시개로 자극하면 소화가 잘 된다.

눈 앞에 내밀어진 그 사람의 손등을 신중히 바라보고는 "당신은 최근 내장의 형편이 나빠져서 식욕도 없는 것 같군요. 아마 감기의 시초겠지요." 라고 말하자 그 사람은 그렇다고 대답하면서 불가사의한 표정을 지었다.

지금까지 재주없는 사람으로 통하고 있던 내가 이것으로 대 마술사나 된 것처럼 대단히 칭찬을 받았는데 이 마술은 실로 간단한 것이다. 나는 그 사람의 손등이 아니고 손톱을 보고 검지손가락과 엄지손가락의 손톱반달이 조금 분홍색이 끼인 것을 발견했다.

검지손가락은 위·대장과 더없이 밀접한 관계를 갖는 부위이다. 이들 내장기관의 활동이 둔해지면 검지손가락의 손톱반달의 색에 변화가 나타나고 지금까지 희었던 것이 분홍색으로 변한다. 곧, 검지손가락의 손톱반달이 분홍색으로 변한 사람은 위·대장의 혈액순환이 나빠져 있다는 증거이고 필연적으로 식욕이 쇠약해져 있다고 판단되는 것이다.

더욱이 폐경이 뻗고 있는 엄지손가락의 손톱반달이 분홍색이 되는것은 호흡기의 이상을 가리키는 것으로 감기의 시초라고 볼 수 있다. 감기에 걸리면 아무래도 위나 대장등의 소화기계의 내장기관의 기능이 둔해지므로 엄지손가락과 동시에 검지손가락의 손톱반달도 분홍색으로 변하는 것이다.

이러한 위나 대장의 기능저하를 막는 방법은 검지손가락의 손톱뿌리 언저리에 있는 상양의 경혈을 누르고 검지손가락의 제1절을 주무르는 것이 가장 효과적이다. 상양은 대장경의 출발지점이 되는 중요한 경혈이므로 이쑤시개나 머리핀으로 신중히 자극해 주면 음식물의 소화도 훨씬 좋아지고 식욕도 증가되는 것이다.

17. 중지손가락의 손톱반달이 분홍색이 되면 스트레스에 의한 내장이상

세상에는 잘 때 곧잘 꿈을 꾼다고 말하는 사람이 제법 많다. 그중에는 꿈을 꾸지 않는 날은 없다는 사람도 있는데 이것은 약간 문제라고 하지 않을 수 없다. 이와 같이 말하는 것도 인간은 대체로 정신적으로 불안정하거나 스트레스가 축척되어 마음이 피로해 있을 때에 흔히 꿈을 꾸기 쉬워지기 때문이다.

이렇게 꿈을 잘 꾸는 사람, 또는 깨어 있어도 머리가 멍해서 상쾌하지 못한 사람은 중지손가락을 살펴보라. 중지손가락에는 '마음의 병'과 깊은 관계가 있는 심포경이 지나가고 있으니까 정신적 스트레스가 축척되면 먼저 여기에 변화가 나타나는 것이다. 만약 손톱반달의 색이 분홍색이 되면 그것은 스트레스가 쌓인 증거이므로 주의할 필요가 있다.

내 친구가 다른 곳으로 이사를 가게 되어 내 집에 인사를 왔다. 그때

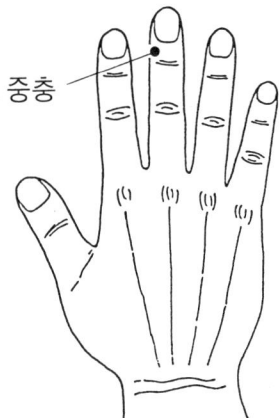

스트레스를 해소하는 데는 중충을 누른다.

그 친구는 "최근 꿈을 잘 꾸고 술도 약해졌다."고 몇 번이고 투덜거렸다. 아마도 지금까지의 생활을 정리하는 걱정과 신천지에서의 생활 불안 등이 겹쳐서 스트레스가 많이 쌓인 것이라 생각하니, 나는 그에게 중지손가락의 손톱의 뿌리언저리에 있는 중충을 잘 누르고 중지손가락의 제1절 전체를 주의깊게 주무르도록 권하였다. 이 두 곳의 자극은 스트레스를 해소하는데 가장 큰 효과를 발휘하는 것이다.

  스트레스가 축척되면 뇌의 혈행이 나빠지고 나가서는 내장기관의 기능을 저하시키게 된다. 내 친구는 그것이 간장에 나타나서 술이 약해지게 된 것이다. 그러므로 이러한 내장의 기능저하를 막기 위해서도 중충과 중지손가락 제일절에의 자극을 잘 실행하는 것이 중요하다. 중충과 같은 손가락 끝에 있는 경혈은 반대쪽의 손가락으로 손가락끝을 끼워 양편에서 부드럽게 누르는 것이 요령이다. 이것을 계속하면 반드시 꿈도 적어질 것이다.

18. 약지손가락의 손톱반달이 분홍색이 되면 생리기능 전체의 기능이 불균형

 2년쯤 전 여름에 비행기로 여행을 한 적이 있었는데 그때 밀월여행을 하는 신혼부부와 자리를 같이 하게 되어 이런저런 잡담을 주고받는 동안 내가 침구의 전문가라는 것을 알게 된 신부가 이런 상의를 해왔다. '자기는 요즘 2개월 정도 생리불순으로 괴로워하고 있다. 생리통도 전과 비교해 심해져서 결혼직전까지 근무하던 백화점의 식품매장에서도 서있을 수가 없는 일이 종종 있었다. 틀림없이 결혼 전의 불안 탓이겠으나 무슨 치료하는 방법이 없을까?'라는 것이었다.
 나는 이 말을 듣고 그녀의 손톱을 살폈더니 약지손가락의 손톱반달만이 분홍색이 되어 있었다. 그래서 나는 그녀의 생리불순의 원인을 냉방병(冷房病)이라고 진단하였다.
 그 이유를 설명하면 먼저 약지손가락의 손톱반달이 분홍색이 되는 것은 이 손가락을 지나고 있는 삼초경에 이상이 있는 증거이다. 삼초경이란 말하자면 에너지원을 관리하는 경락으로서 인간의 생리기능 전반과 관계하고 있는 것이다.
 삼초경에 이상이 있는 사람은 에너지의 균형이 나쁘고 더위 추위의 영향으로 빠르게 혈액의 순환불량을 일으켜서 건강상태를 허물어버리는 경향이 있는 것이다. 예를 들자면 여름철에 냉방이 되어 있는 곳에 있으면 남달리 몸이 차가와지고 내장기능이 전반적으로 저하된다. 그리고 이것을 방치해두면 언젠가는 냉증이나 생리불순등의 증상으로 진행하게 되는 것이다.
 이 삼초경의 이상을 회복해서 체내의 에너지 균형을 좋게 하는 방법을 알려주었다. 그 방법으론 약지손가락의 손톱뿌리 언저리에 있는 관

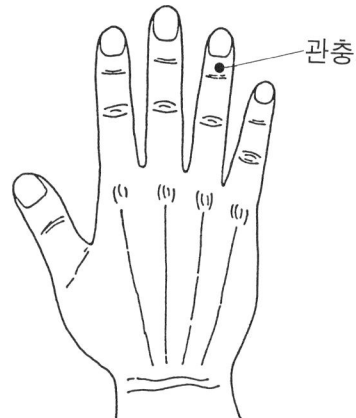

생리불순에는 관충을 자극한다.

충의 경혈자극과 약지손가락의 제1절을 잘 주무르는 것이다. 특히 관충은 삼초경의 정혈이니까 이곳을 잘 누르면 내장기능이 매우 좋아질 것이다. 엘리베이터나 비행기에 약한 곧, 기압 변화에 약한 사람도 삼초경이 약한 증거이므로 이런 사람도 관충과 약지손가락의 제1절에 자극을 주면 효과가 높다.

19. 새끼손가락의 손톱반달이 분홍색이 되면 심장의 기능을 의심한다.

내 집에는 매일 제법 많은 방문객이 있는데 나는 반드시 그 사람들 한 사람 한 사람의 결점 찾기를 한다. 그러나 복장이나 용모를 문제삼고 있는 것이 아니고 어딘가에 내장의 이상이 없는가를 살피는 것이다. 일종의 직업병이라고 해도 좋다.

어느 날 강연을 의뢰하러 온 어떤 기업의 총무부 사람이 제법 붉은 얼굴을 하고 있기에 심장에 무슨 이상이 있지 않나하고 의심하여 솔직하게 그것을 그에게 물어 보았다. 그러나 그는 "아니오, 내 심장은 지극히 튼튼합니다."라고 일언지하에 부정했다. 그래서 나는 그의 손톱을 살펴보았는데 나의 예상대로 거기에는 심장의 혈행불량을 가리키는 징후가 뚜렷이 나타나 있었다. 다른 손가락의 손톱과 비교하여 새끼손가락의 손톱반달만이 분홍색으로 변해 있었다.

보통 내장기관이 변화를 일으켰을 때에는 그에 수반해서 자각증상이 나타나는데 유독 심장에 관해서는 이것이 거의 없다. 그러므로 심장병에는 자신도 모르는 사이에 증상이 진행하여 결국 돌이킬 수 없는 일이 되는 일이 많다.

따라서 평소에 심장의 기능을 감시하고 점검하는 일은 대단히 중요하며 그 점검요점이 되는 것이 새끼손가락의 손톱이다.

새끼손가락은 심장과 밀접하게 관계하고 있는 심경의 통로이기 때문에 심장기능에 변화를 초래했을 경우에는 제일 먼저 이 부분에 변화가 나타나는 것이다.

따라서 새끼손가락의 손톱반달이 흰색으로부터 분홍색으로 변화했을 때에는 심경의 흐름을 좋게 하고 심장의 기능을 정상으로 되돌려 주지 않으면 안된다. 그 가장 효과적인 방법은 소충과 소택을 잘 누르는 것인데 이 중요한 두 경혈을 자극해 주면 심장의 혈행이 좋아져서 기능이 정상화 된다.

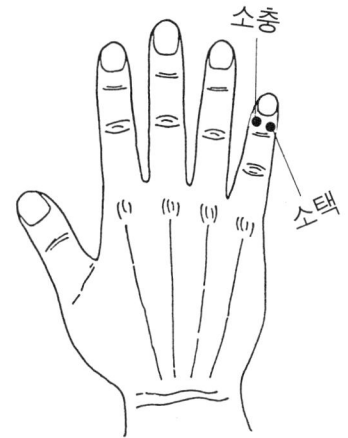

심장이 약할 때는 소충, 소택을 자극한다.

20. 손톱의 뿌리 언저리가 살에 먹혀 있다면 간장의 기능이 약해져 있다.

요즘의 미용실은 써비스로 매니큐어 칠하기, 줄로 갈기, 손톱손질까지 정성껏 해주는데 친한 미용사로부터 실로 흥미있는 이야기를 들었다.

그는 십수 년 동안 자기의 미용실에 오는 손님의 손톱을 취급하고 있는 말하자면 '손톱의 대가' 인데 그런 그가 "최근에는 손톱미인이 현저하게 줄었다." 고 개탄하는 것이었다. 그가 말하는 '손톱미인' 이란 손톱의 뿌리 언저리가 자연스럽고 깨끗한 사람인데 최근에는 이런 사람이 줄고 반대로 손가락끝이 살에 깊이 먹어들어간 손톱의 소유자가 대단히 많다는 것이다.

"어째서 이렇게 손톱 못난이가 늘었을까!"라고 하는 그에게 나는 "최근에는 동물성식품의 과다섭취로 간장이 약해져 있는 사람이 늘어나 있기 때문입니다." 라고 말해 주었다.

본래 인간의 신체는 약알칼리 상태로 있는 것이 가장 좋다고 되어 있다. 그런데 최근 현대인들은 육류등 동물성 식품의 과다섭취로 약알칼리상태가 부서지는 경향이 있다. 이렇게 되면 체내의 해독작용을 관리하는 간장을 위시해서 여러 내장기관의 기능이 저하해서 대단히 피로하기 쉬워진다.

이러한 동물성 식품의 과다섭취로 인한 간장기능의 저하를 가리키는 것이 손가락끝이 살에 깊이 먹어들어간 손톱인 것이다. 그렇기 때문에 이러한 증후가 나타난 사람은 식생활에 있어서는 동물성 식품을 피하고 야채류 등의 식물성 식품을 많이 섭취할 것을 마음에 두는 것이 중요하다.

그 다음에 간장의 기능을 정상으로 되돌리기 위해 약지손가락의 제2관절의 바로 위에 있는 간혈이라는 경혈을 잘 자극해야 한다. 여기를 매일 공을 들여서 눌러주무르면 간장의 기능도 활발해지고 손톱도 자연스런 모양으로 되돌아설 것이다.

이와 같이 손톱은 내장을 투시하는 요지경과 같은 기능을 갖는 것이므로 이 변화에는 끊임없이 주의하여 언제든지 '손톱미인' 이도록 마음써 주기 바란다.

21. 손톱에 가로주름이 있으면 위장에 이상이 있다.

수년 전에 어떤 잡지의 편집자로부터 침구치료에 관한 취재를 받은 적이 있었다. 그때 나는 그 사람이 동양의학에 대해서 다소 비판적인 의견을 갖고 있는 것을 알고 있었기 때문에 그의 손이나 몸을 만지며 경혈치료의 효과를 크게 역설하다가 문득 그의 엄지손가락 손톱을 보니까

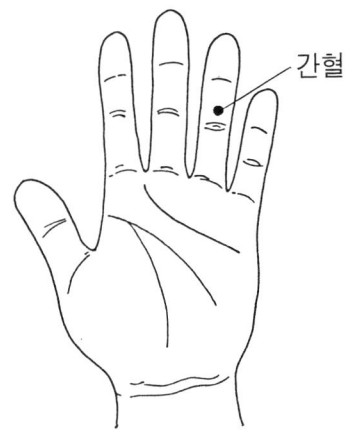

간혈을 주무르면 간장기능이 활발해진다.

그 손톱의 중앙에 제법 확실한 가로주름이 보였다.

그래서 나는 "어쩌면 당신은 3개월쯤 전에 위궤양의 수술을 하지 않았습니까?" 라고 물었다.

그러자 그는 깜짝 놀란 얼굴을 하고는 곧 '위는 아니나 십이지장에 궤양을 앓아 바로 3개월 전에 수술을 했다.' 라고 대답하였다.

이 일 후 그는 만나는 사람마다 "다께노우찌 씨는 홈즈 같다." 라는 말을 퍼뜨리고 완전히 동양의학에 심취해 버렸다.

사실은 내가 무슨 난해한 수수께끼 풀이를 한 것이 아니고 다만 손톱의 가로주름이 위나 장의 궤양을 앓았는지 또는 그의 징후를 가리키는 것이라는 것을 알고 있었을 따름이다.

손톱은 약 6개월 간으로 되돋아 나는데 그 사이에 소화기 계통의 궤양 같은 질환이 있으면 그 시점에 손톱에 가로주름이 나타나는 것이다. 그러므로 손톱중앙에 가로주름이 있는 것은 3개월 전에 위나 장을 앓았다는 표시이다. 이것은 엄지손가락뿐 아니라 어느 손톱에 나타나도 같다.

손바닥에 나타나는 내장의 이상 73

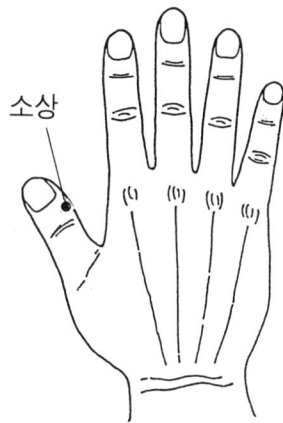

소화기관의 장해를 예방할 때는 소상을
정성껏 누르면 된다.

또 과거에 위나 장에 병을 앓지 않은 사람의 손톱에 이 가로주름이 나타난 경우는 근간에 위나 장에 장해를 일으킬 가능성이 있는 것을 가리키며 이러한 징후가 나타난 사람은 빨리 대책을 강구해야 한다.

이런 경우에 방법은 가로주름이 나타난 손톱의 정혈을 잘 자극하는 것이다. 예를 들자면 엄지손가락에 가로주름이 나타나면 소상의 경혈을 정성껏 누르면 되는 것이다. 이렇게 하면 사전에 소화기관의 장해를 막을 수 있다.

22. 손톱속의 피부에 세로주름이 있으면 신진대사가 나쁘다는 증거이다.

2개월쯤 전의 일인데 시내에서 강연을 한 뒤에 한 중년의 주부로부터 질문을 받았다.

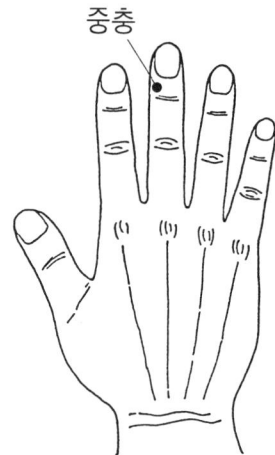

충충을 자극하면 신진대사가 활발해 진다.

"선생님, 손톱에 생긴 세로주름은 노화현상이니 누구에게나 있으니까 특별히 걱정할 것은 없다고 하셨습니다. 그러나 저의 경우는 조금 다르다고 생각합니다마는……."

그 주부는 이렇게 말하고 자기의 손을 내 앞에 내밀었다.

정직하게 말하면 나는 이 주부의 다소 경술하다고도 할 수 있는 행동에 내심으로는 조금 저항을 느꼈지만 눈 앞에 손을 내미는 데는 하는 수 없었다. 마지못해 그 손을 보았는데 그 주부가 말하는 것처럼 그녀의 손톱의 주름은 손톱의 주름이 아니고 그 안쪽에 생긴 피부의 홈통이었다.

손톱으로 싸여진 피부의 부분을 조상(爪床)이라 하는데 이 부분에 세로로 홈통이 생기면 주의해야 한다. 간장이나 신장같은 장기의 기능 저하를 가리키고 있기 때문이다.

간장과 신장은 체내에 있는 노폐물질을 체외로 배설하는 해독작용을 관리하는 장기이다. 이 간장이나 신장이 활발하게 기능을 발휘해 주지 않으면 체내의 불요물질이 체외로 나가지 않게 된다. 즉 신진대사가 잘 되지 않는 것이다. 소위 '지쳐 쓰러짐'은 간장, 신장의 장기 이상에 의해서 일어나는 것이다. 나에게 손톱을 강제로 보인 주부도 이대로 아무 대책을 강구하지 않고 있으면 머지않아 "피로하다."를 연발하게 되었을 것이다.

그녀의 경우 홈통이 생긴 손톱이 중지손가락이었으니까 그곳의 정혈인 중충을 잘 누르도록 지도하였다. 이와 같이 홈통의 치료법은 그것이 생긴 손가락의 경혈을 눌러주면 되는 것이다.

반달쯤 지나서 그 주부로부터 고맙다는 편지가 와서 나는 대단히 만족하였다.

23. 손톱속에 적과 흑의 반점이 생기면 뇌의 혈행장해를 의심해 본다.

요즈음에는 여성의 화장도 공들이는 것이 되어 얼굴뿐 아니라 손톱에도 화려한 원색의 매니큐어를 하고 있는 여성이 많다.

어느 날 내 집에 가끔 놀러오는 부인이 진홍의 매니큐어를 하고 왔다.

그녀는 좀체 화장하는 일이 없었고 그때에도 얼굴은 맨얼굴이었기 때문에 화려한 매니큐어가 심히 기이하게 느껴졌던 것이다. 그래서 내가 솔직하게 그 인상을 말하였더니 그녀는 부끄러운듯이 "손톱의 반점을 숨기기 위해서 하는 수 없이……."라고 대답했다. 이야기를 들어 보았더니 몇 개월인가 전부터 검지손가락의 손톱에 적이나 흑의 반점이 나타나기 시작해서 심하게 신경이 쓰여 그 이후로는 매니큐어로 숨기게 되었다는 것이다.

손톱에 적이나 흑의 반점이 나타나는 것은 뇌가 혈행장해를 일으키는 징후이다. 손톱의 반점은 분명히 혈행의 이상을 가리키는 것으로써 이것이 손톱에 나타나지 않고 그쳐 있다고 해도 이런 경향이 계속되면 언젠가는 틀림없이 뇌의 혈행장해를 일으킨다고 해도 과언이 아니다. 따라서 손톱에 가끔씩 반점이 나타나는 사람은 어찌해서든 뇌의 혈행을 정상으로해서 그 장해를 방지할 필요가 있다.

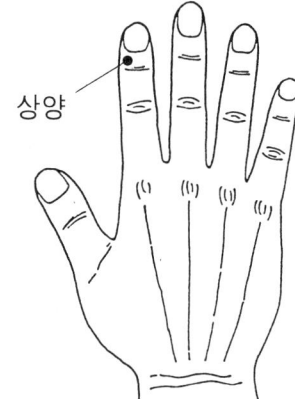

상양을 자극하면 뇌의 혈액순환이 좋아진다.

24. 모지구가 보라색이 되면 감기의 초기 증상

'감기들지 않는 건강인'을 바보스러운 놈 머리를 그다지 쓰고 있지 않는 증거라고 빈정대는 경향이 있다. 그러나 이 말도 뒤집으면 만인의 '건강'에 대한 강한 동경의 표현이라고 말할 수 있을런지도 모른다.

'건강인'이라고 불리우는 사람들은 모두 손바닥에 공통된 커다란 특징이 있는데 그것은 그들의 손바닥이 거의 예외 없이 혈색이 좋고 건강

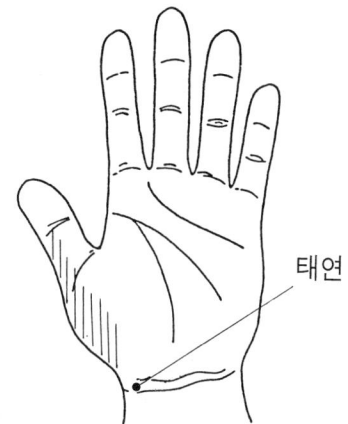

재채기·콧물 감기에는 태연을 누르면 효과가 있다.

하다는 것이다. 더구나 앞에서 이야기한 모지구의 색과 광택이 좋고 늠름하다. 한편 감기에 걸리기 쉬운 허약체질의 사람은 대체로 이 부분이 여위어 있는 경향이 있다.

이 상위(相違)는 모지구의 부분이 바로 손의 엄지손가락으로부터 손목에 걸쳐서 지나고 있는 폐경의 경락상의 중요한 요점과 겹쳐서 있는 것에서 생긴다. 이 일대는 '흉강·호흡기구'라고 불리우며 호흡기의 기능과 밀접한 관계가 있다. 이 부분이 늠름해 있으면 호흡기가 정상으로 작동하고 있다는 증거이고 반대로 여위고 변색되어 있으면 어딘가에 이상이 있다고 의심을 해봐야 한다.

따라서 설령 건강에 충분히 자신을 갖고 있는 사람이라도 이 모지구가 여위어 있는 사람은 모지구가 보라색으로 변색하기 시작하면 감기의 초기증상일지도 모른다고 의심하여 볼 필요가 있다. 그리고 이 '흉강·호흡기구' 부분의 부풀음이나 혈색을 빨리 정상으로 되돌리도록 마음을 갖는 것이 필요하다.

이를 위해서는 좌우의 모지구를 눌러보아서 아프다고 느끼는 쪽을 주의깊게 자극하는 것이 효과적이다. 한참 동안 눌러 주무르면 색이 붉어져서 부풀음도 원상을 회복할 것이며 가벼운 감기라면 이것으로 간단히 나을 것이다.

또 손목에 있는 폐경 위의 태연(太淵)이란 경혈을 함께 자극하면 효과는 더욱 높아진다. 이 태연의 경혈자극은 재채기, 기침, 콧물 등에 우수한 효력이 있으므로 여기에 담배뜸질을 하면 문자 그대로 '감기도 모르는 건강체질'이 될 것이다.

25. 유아의 검지손가락 안쪽이 보라색이 되면 감기 초기의 증상이다.

어느 강연회에서 '경락은 바로 7세 정도에 완성된다'는 설명을 하였더니 청중의 젊은 주부로부터 "그러면 아직 경락이 확실히 되어 있지 않은 젖먹이의 감기초기는 어떻게 판단하면 좋습니까?"라는 질문을 받았다.

어른이 감기가 들면 폐경의 경락이 지나고 있는 엄지손가락이나 손목을 자극하면 되지만 경락이 확실하지 않는 유아에 있어서는 아무리 그 부분을 자극하여도 별로 효과가 나지 않는 것은 당연하다. 그러나 유아는 유아대로 감기의 초기증상을 점검하고 그것을 예방하는 방법이 있다.

유아 감기의 초기증상을 점검하는 요점은 검지손가락에 있다. 검지손가락은 본절(本絶)을 풍관(風關), 제2절을 기관(氣關), 제1절을 명관(命關)이라 부르며 유아의 몸의 혈행형편을 알고 건강을 진단하는 데 있어

손바닥에 나타나는 내장의 이상 79

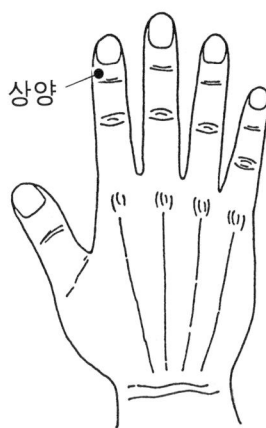

감기의 예방에는 상양을 아픔이 없어질 때까지 눌러주면 된다.

대단히 중요한 부위이다.

유아 감기의 첫번째 징후는 먼저 본절과 제2절의 사이 엄지손가락 쪽의 측면(側面)에 지아노제가 나타난다. 그리고 증상이 무거워짐에 따라 풍관, 기관, 명관의 순(順)으로 지아노제의 나타나는 곳이 손톱 끝으로 이행(移行)하여 명관에 지아노제가 나타날 때쯤에는 본격적인 감기상태가 되어 있다고 할 수 있다. 그러니까 그 증후가 나타난 시점에서 신속히 예방책을 강구할 필요가 있는 것이다.

그래서 유아의 감기예방에 효과있는 경락은 검지손가락의 손톱의 뿌리 언저리에 있는 상양이다. 유아가 감기의 초기 단계에 있을 때에는 이 경락을 누르면 아파할 것이니 그 아픔이 사라질 때까지 이곳을 잘 누르면 된다.

아픔이 사라짐과 동시에 지아노제도 사라지고 본격적인 감기에 이르지 않게 된다. 유아는 자기 입으로 정확하게 증상을 말할 수가 없으니 이 점점 예방법을 반드시 기억해두길 바란다. 또한 지아노제는 사내아이는 왼손, 여자아이는 오른손에 나타나기 쉬운 것도 함께 기억해두면 편리할 것이다.

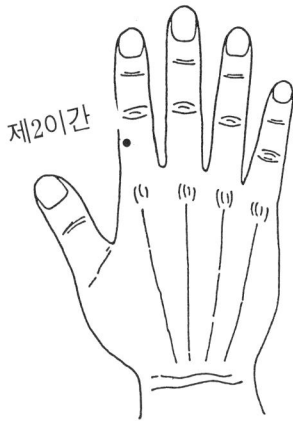

변비에는 제2이간을 눌러준다.

26. 손가락을 활짝 벌렸을 때 검지손가락에 붙은 뿌리가 당겨지면 변비에 주의

건강의 3원칙은 쾌면(快眠), 쾌식(快食), 그리고 쾌변(快便)이라고 말한다. 틀림없이 이 세 가지의 어느 것이건 몸의 건강을 유지하는데 빠뜨릴 수 없는 조건이지만 생활이 불규칙하기 쉬운 현대인은 특별히 '쾌변'에 주의할 필요가 있다.

변비는 장 안에서 음식물의 수분이 이상(異常)하게 흡수됨에 따라 일어나는 것인데 이것을 방치해두면 배설이 잘 되지 않기 때문에 장내에 축적된 독소가 혈액에 흡수되어서 여러 가지 내장기관에 장해를 일으키기도 한다. 그러므로 그렇게 되지 않기 위해서는 그 초기단계에 이것을 점검하고 대책을 강구하는 것이 중요하다.

변비의 징후는 손가락을 활짝 벌려보면 곧 알 수 있다. 만약 벌려짐이 딱딱하거나 검지손가락의 중지손가락 쪽 뿌리가 당겨지면 그것은 대변의 배설기능이 나빠지고 있다는 증거이다. 이 부분에는 제2이간(第 二間)이라는 경혈이 있는데 변비의 징후를 알기 위한 점검 요점인 동시에 변통(便通)을 좋게 하는 특효경혈이기도 하다. 사실은 이 제2이간은 나 자신이 발견한 경혈인데 이곳을 정성껏 주무르면 놀랍도록 배변이 촉진된다. 그 효과의 정도를 나타내는 일화를 소개한다.

상당히 오래 전 일인데 50명쯤 모인 강연회 자리에서 나는 이 경혈의 이야기를 하였다. 그러니까 듣고 있던 사람들이 일제히 손가락을 움직여서 제2이간을 주무르기 시작하였는데 잠시 후에 차례차례로 화장실에 가버리는 바람에 청중의 수는 반이 되어버려 나로서는 즐겁기도 하고 싱겁기도 해서 정말 복잡한 심경이었다.

이 제2이간을 주물러 보아서 왼손 쪽이 아프면 고기나 어류등의 동물성 식품을 과섭취하고 있다고 볼 수 있다. 식생활을 점검하고 개선하기 위한 지혜로써 꼭 활용하기 바란다.

27. 초기의 맹장염은 검지손가락의 자극만으로 치료할 수 있다.

맹장염은 대개의 경우 수술로 환부를 도려내는 방법밖에 없다. 그러나 아무리 어렵지 않은 수술이라도 누구나 배에 메스를 대고 싶지 않다

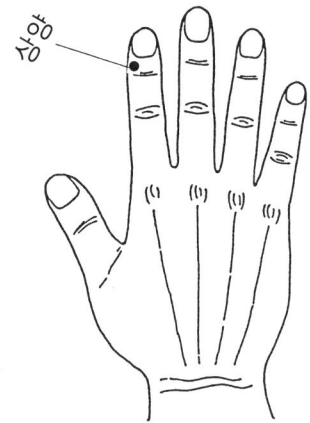

상양과 검지손가락 전체를 잘 주무르면 맹장
의 염증을 예방한다.

고 생각한다. 그러기 위해선 맹장이 염증(炎症)을 일으키느냐 일으키지 않느냐의 극히 초기의 단계에서 그것을 재빨리 살피고 증상을 막을 필요가 있는데 동양의학에서는 그것이 충분히 가능한 일이다.

맹장은 소장과 대장의 연결부 언저리에 있는 돌기(突起)인데 이 돌기는 끝이 막혀 있어 만약 소화 도중 식물(食物)이 들어가기라도 하면 나오지 못하는 수가 있다. 갈 곳이 없어진 식물은 이상발효(發效)하거나 부패해서 그것이 염증을 일으키는 것이다.

손바닥에는 이 염증의 초기증상이 뚜렷하게 나타나는데 요점은 검지손가락과 중지손가락의 가랑이 부분에 있다.

이곳이 굳어지거나 검지손가락의 움직임이 자연스럽지 못하면 혹시 충수염(蟲垂炎)은 아닌가하고 의심할 정도의 신중함이 요구되는 곳이다.

치료법의 제일은 검지손가락 전체를 잘 주무르고 검지손가락의 정혈인 상양을 눌러준다.

이렇게 해서 검지손가락의 움직임이 다른 손가락과 같아지고 피부의 딱딱함도 가시면 염증이 가라앉은 증거다. 또 이 치료법은 충수가 염증을 일으킨 뒤에 심한 아픔을 완화하는 구급조치로의 효과도 크다는 것을 덧붙여둔다.

일반적으로 충수염은 제법 아픔이 심해지고 나서 처음으로 알게 되는 것이지만 빨리 발견되면 입원수술이라는 고통스러운 처지에 빠지지 않을 수도 있다.

28. 생명선의 혈색이 나쁘고 갈라져 있으면 호흡기에 장해가 있다.

'맞는 것도 점괘, 맞지 않는 것도 점괘'는 거리의 수상가(手相家)가 전문적으로 쓰는 말인데 세상에는 '손금점'을 좋아하는 사람이 제법 있는 것 같다. 나도 자주 "손금점을 어떻게 생각합니까?" 라는 질문을 받는데 그럴 때에는 "점 그 자체는 그다지 깊이 알고 있지 못하기 때문에 의견을 말할 수가 없습니다마는 생명선, 두뇌선, 감정선 등은 경락과 겹쳐 있으므로 내장의 기능을 점검하는 요점입니다."라고 대답을 한다.

실제로 생명선이나 감정선과 경락의 관계는 깊다. 예를 들자면 생명선은 엄지손가락과 검지손가락의 사이에서 손바닥을 종단(從斷)하고 있는 깊은 주름인데 이것은 폐경과 겹쳐있는 부분이 많다. 그러므로 생명선은 폐나 가슴 등의 호흡기와 밀접한 관계가 있어 이것이 갈래갈래 갈라져있거나 혈색이 나쁜 사람은 이러한 호흡기의 에너지 순환이 잘 되고 있지 않은 증거이며 이들 기관에 장해를 일으킬 가능성이 높다고 말할 수 있는 것이다.

이에 관해서는 바스킬이라는 프랑스 과학자의 흥미깊은 보고가 있다.

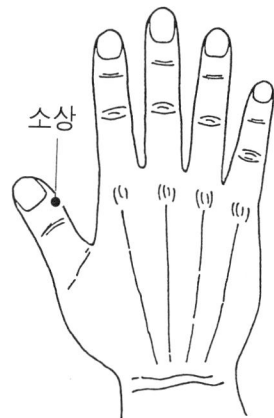

소상을 자극하면 폐경의 혈액순환이
좋아진다.

 그는 이미 50년 전에 그 당시의 손금점이 어느 정도 맞는 것인지에 대해 통계(統計)를 내봤더니 그 결과 병에 관해서는 폐장질환의 적중률이 가장 높고 그것은 약 80%나 된다는 것이다. 수상에서는 생명선 곧, 폐경을 관찰하는 것으로 병을 판단함으로 폐장질환이 맞는 확률이 몹시 높다는 것은 동양의학의 견지에서 본다면 당연한 결과라고 할 수 있다.
 그러면 이렇게 생명선이 갈래갈래 갈라져 있는 사람의 호흡기의 장해를 막는 방법은 엄지손가락의 손톱뿌리 언저리에 있는 소상을 잘 눌러 엄지손가락의 제1절을 정성들여 주무르는 것이 무엇보다도 효과적이다. 소상은 폐경의 정혈이므로 이곳을 자극하면 폐경 전체의 에너지 순환이 좋아지고 호흡기의 기능도 활발해 진다.
 내장기능을 점검하기 위해서 여러분도 때때로 손금을 살펴보는 습관을 길러 두는 것이 좋을 것이다.

29. 손바닥의 색에 변화가 있으면 내장기능 의심

　나는 체조선수의 손바닥을 모아 정리해 볼 기회가 있었다. 내가 본 그들의 손바닥은 누구 한 사람 예외도 없이 색도, 근육의 오름상태도 잘 균형잡혀 있었다. 이것은 경기종목의 전부가 손바닥 전체를 사용하는 것임과 결코 무관한 것이 아니었다.

　또 다른 면에서 생각하면 운동을 하는 것으로 전신의 혈행이 좋아지고 나가서는 내장기관의 기능이 향상되어 건강체가 만들어진다. 그러한 그들의 건강한 모양이 손바닥에 나타나고 있는 것이다. 곧, 손바닥을 사용하는 것과 운동하는 것이 상승 효과를 이루어 훌륭한 육체를 이루고 있는 것이다.

　그러면 이런 체조선수와 전연 반대로 거의 몸을 움직이지 않는 운동부족인 사람의 손바닥은 대체 어떻게 되어 있을까?

　단적으로 말하면 그런 사람의 손바닥은 전체적으로 색에 얼룩이 있다. 구체적으로는 빨간 곳과 허여멀건한 곳이 얼룩져 있다. 이런 손바닥을 몸전체로 바꾸어 놓아보면 어떤 장기에는 적당히 피가 통하고 있으나 어떤 장기에는 충분하게 혈액이 공급되고 있지 않다는 것을 의미한다. 이것은 분명히 내장 전체에까지 이르는 혈행장해인데 그대로 방치하면 언젠가는 여기저기의 내장이 기능장해를 일으킬 것이 뻔하다.

　그러면 대체 어떻게 하면 좋은가. 대답은 단순하고 명쾌하다. 손바닥을 될 수 있는 한 많이 사용하도록 하는 것이다.

　그 증상에 권하고 싶은 것이 '팔굽혀펴기'인데 새삼 말할 것도 없이 팔굽혀펴기는 손바닥 전체를 사용해서 하는 것이니까 운동부족을 해소하고 전신의 혈행을 재촉하는 자극법으로서는 최적이라고 할 만하다.

만약 당신의 손바닥에 얼룩이 있으면 내일로 미루지 말고 오늘부터 당장 시작하도록 하자.

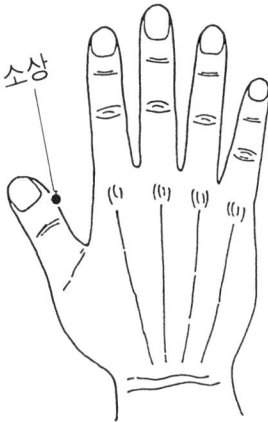

소상을 자극하면 호흡기와 위장의 기능이 좋아진다.

30. 엄지손가락의 모지구가 여위어 있으면 호흡기·위장 장해의 신호

이미 설명한 것처럼 모지구는 호흡기나 위대장, 췌장의 기관과 밀접하게 연결되어 있다.

그러므로 여기의 근육이 발달하고 혈행이 좋은 사람은 폐활량도 크고 위장도 대단히 튼튼하다. 나이가 많아도 피로를 모르고 정력적으로 활동을 하는 사람은 그의 모지구와 연관이 있다는 것을 새삼스럽게 말할 필요가 없다.

한편 모지구가 엷다던가 지아노제라고하여 보라색으로 변색하여 있는 사람은 호흡기나 위장에 무엇인지 장해가 있는 것이다. 또 현재 자각증상이 없더라도 모지구가 여위거나 거무스름 해지는 경우는 제 기관이 약해지고 있다고 생각해도 틀림이 없다. 아무런 손을 쓰지 않고 방치해 두면 위궤양 등의 증상이 나타나서 당신을 괴롭힐 것이다.

이러한 모지구의 변화를 정상으로 돌이키는데 제일 효과가 있는 것은 엄지손가락의 손톱뿌리 언저리에 있는 소상(小商)의 자극이다. 이 소상은 엄지손가락을 기점으로 하는 폐경의 정혈(중심이 되는 경혈)이니 여기를 잘 눌러주면 뇌가 자극을 받아 쇠약해진 호흡기나 위장에 혈액을 활발하게 보내게 된다.

제 기관의 기능이 정상으로 돌아섰는지 어떤지는 모지구의 부풀임이나 혈행의 좋고 나쁨으로 한눈에 알 수 있다.

31. 자지구(새끼손가락의 붙은 부분)가 여위어 있으면 정력감퇴의 징조

내 이웃에 60대 중반에 젊은 부인을 얻었다는 대단히 행복한 사람이 있다. 한번은 그 사람의 손바닥을 관찰 할 기회가 있었는데 그때 알게 된 것은 그의 손바닥의 소지구(小指丘)는 보통사람의 그것과 비교하여 훨씬 크고 살쪄있다는 것이었다.

소지구는 심장, 소장, 자궁, 고환, 방광 등의 기관과 깊이 연결되어 있는 부분이다. 그렇기 때문에 이 부분의 혈색이 좋고 부풀임이 큰 사람은 이들 내장기관의 상태도 아주 좋다고 할 수 있다. 곧, 건강하고 섹스(SEX)도 강하다는 것이 된다.

반대로 소지구가 여위어 있거나 지아노제가 나타나 있는 사람은 내장의 활동이 둔하고 정력이 약하다고 말할 수 있다. 따라서 이런 사람은

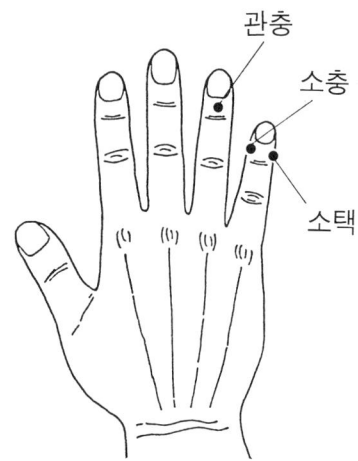

관충, 소충, 소택을 살며시 부드럽게 누르면
체내에 활력이 넘쳐 정력도 강해진다.

내장의 활동이 약해져서 무슨 장해가 생기기 전에 대책을 세울 필요가 있다.

소지구의 혈행을 좋게 하고 이에 관계하는 내장기관의 활동을 활발하게 하는데 가장 효과있는 경혈은 약지손가락 손톱의 뿌리 언저리에 있는 관충(關衝)과 새끼손가락 손톱의 뿌리 언저리에 있는 소충(少衝) 소택(少澤)이다. 이들 경혈을 살며시 부드럽게 계속 누르고 있으면 내장제기관의 혈액순환이 활발해지고 체내에 활력이 넘쳐서 섹스에도 자신을 갖게 되는 것이다.

또 직접 이 소지구를 자극하는 것도 좋은 방법이다. 전에 어느 의원으로부터 "선거기간 중에는 대단히 바쁜 일정으로 제대로 잠잘 틈도 없는데도 몸은 힘이 넘치고 여느 때보다 건강한 편이었는데 대체 어째서 그럴까요?" 라는 질문을 받은 일이 있었다. 그때 나는 "정신이 긴장되어 있는 탓도 있겠으나 매일 수천 수백의 사람들과 굳은 악수를 하기 때문에 소지구를 위시해서 손바닥의 각 부위가 자극되어 내장이 튼튼해져 기운이 나는 것이겠지요." 라고 대답했다. 이와 같이 평소의 일상생활에서도 소지구를 단련할 수 있는 방법은 얼마든지 있다.

32. 건리삼침구에 탄력이 없어지면 내장기능이 저하

친구가 내 집을 찾아와 한 잔하며 오랫동안 이야기를 나눌 기회가 있었다.

그때 신경이 쓰인 것은 친구의 주량이었다. 대단한 호주가로 이름을 떨친 그가 좀체 잔을 들지 않는 것이었다. 그래서 나는 "자네답지 않네, 많이 들게." 라고 거듭 권하니까 "웬지 요즘 술이 써서……." 라는 뜻밖의 대답을 듣게 되었다.

이 말을 듣고 걱정이 된 나는 곧 그의 손바닥을 보았다. 그랬더니 아니나 다를까 거기에는 내장의 이상이 뚜렷하게 나타나 있는 것이었다.

내가 파악한 것은 손바닥의 '건리삼침구'의 상태가 보통과 달라져 있다는 것이었다.

손바닥의 중심인 수심(手心)의 바로 밑에 있는 건리삼침구는 내장기관 전부의 건강도를 비추어 내는 거울이라고 해도 결코 과언이 아닐 정도로 중요한 구역이다. 여기에는 심장, 폐, 간장, 췌장, 신장, 위, 대·소장의 이상이 곧 나타난다. 설령 자각증상을 전혀 느끼지 않아도 이 건리삼침구에 무엇인가 변화가 나타나면 그것은 내장으로부터 오는 위험신호로 생각해도 틀림이 없다.

내 친구의 경우 변화의 상태가 현저했던 것은 색과 경도였다.

눈으로 보아 안 것은 울혈을 가리키는 지아노제가 나타나 있는 것,

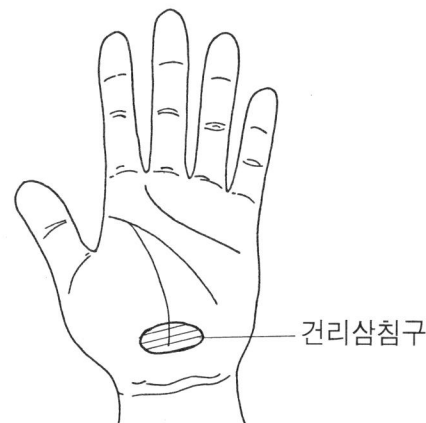

건리삼침구의 변화로 내장기관의 건강도를
알 수 있다.

그리고 만져서 안 것은 그 이상한 부드러움이었다. 건강한 사람의 손바닥은 손가락으로 눌러도 탄력이 있어 튕기는데 그 친구의 건리삼침구는 손가락이 패어 들어가고 근육도 오물어들어 되돌아 나오지 않는 것이었다.

 건리삼침구의 이러한 상태를 보고 곧 친구에게 손바닥의 건강법을 알려주었다. 그것은 변화가 나타나 있는 건리삼침구를 잘 눌러 주무르는 방법으로 이것을 되풀이하여 양쪽 손바닥의 건리삼침구의 색이나 경도가 같아지면 내장도 정상으로 되돌아가는 것이니 그때까지 계속하라고 일렀다. 그후 친구는 이것을 시행하여 다시 맛있는 술을 마실 수 있게 되었다.

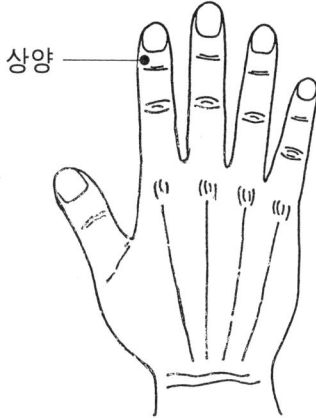

상양을 자극하면 기억력이 좋아진다.

33. 두뇌선이 불확실하고 혈색이 나쁘면 위장에 이상

나의 치료원에 찾아온 환자가 유명대학의 시험에서 실패한 자기 아들의 이야기를 시름없이 하고 있었다. 그 사람의 얘기에 의하면 아들은 대학 시험을 보기 직전에 거리에서 손금을 보았는데 그때 "두뇌선이 갈래갈래 갈라져 있어 뚜렷하지 않으니 너무 높은 곳은 바라지 말고 한 계단 밑의 대학을 선택하면 좋다."라는 말을 들어서 그 아들은 완전히 자신을 잃고 시험에 실패한 끝에 위가 나빠져서 얼마동안 입원하는 처지가 되었다는 것이었다.

나는 이것을 듣고 이해되는 일이 하나 있었다. 그것은 그의 아들이 거리에서 손금을 보았을 때에 이미 위가 나빠지는 징후가 있었다는 것이다. 곧, 두뇌선이 갈래갈래 갈라지거나 혈색이 나빠지는 것은 위나 장 등의 소화기에 이상을 초래하는, 위험신호라고 할 수 있다.

두뇌선은 검지손가락의 뿌리로부터 손바닥을 가로질러 있는 주름이다. 이것을 경락으로 말할 때 대장경과 상당한 부분이 겹쳐져 있다고 말하는 것은 두뇌선은 대장경이 관계하는 위나 장등의 소화기관과 대단히 밀접한 관계가 있다는 것이 된다. 따라서 위나 장의 에너지순환이 순조롭지 않은 경우에는 두뇌선이 띄엄띄엄 이어지거나 혈색이 나빠지는 것으로 이러한 징후가 나타난 사람은 소화기관에 장해나 질환을 일으키기 쉽다. 글 첫머리의 수험생은 정말로 그 전형적인 견본이었다.

두뇌선에 이러한 이상이 나타난 사람은 이 수험생처럼 위나 장이 나빠지기 전에 대책을 강구할 필요가 있으며, 그 최선의 방법은 검지손가락 손톱뿌리 언저리에 있는 상양의 경락을 양쪽에서 끼우듯이 누르고 검지손가락의 제1절 전체를 잘 주물러 푸는 것이다. 이런 자극을 되풀이하면 체내의 혈행이 좋아지고 위나 장의 기능도 활발해져서 가벼운 질환이면 곧 낫는다.

34. 감정선의 혈색이 나쁘고 갈라져 있으면 내장의 기능에 이상신호

나는 점쟁이가 아니기 때문에 수상을 보고 타인의 과거 현재 미래의 운명을 맞추는 기발한 재주는 도저히 부릴 수 없다. 그러나 건강에 대해서라면 수상으로 상당히 정확하게 판정할 수 있다.

예를 들면 감정선인데 손의 새끼손가락 부분에서 시발하고 있는 것은 새삼 말할 것도 없고 이 새끼손가락과 감정선의 위치관계는 손바닥 건강과 깊이 연관되어 있다.

동양의학에서 말하는 에너지의 통로인 경락 중에서도 새끼손가락을

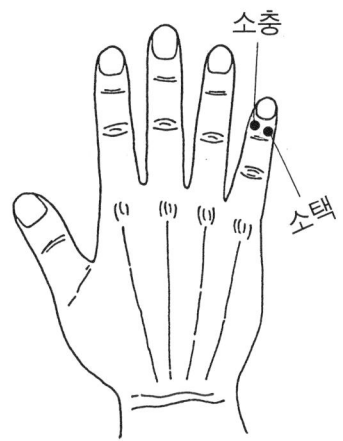

소장, 신장, 방광이 나쁠 때는 소충, 소택과
새끼손가락 전체를 잘 주무른다.

지나는 심경, 소장경과 감정선은 밀접하게 관련되어 있다는 것이 나의 견해이다. 따라서 감정선의 이상은 더 말할 것도 없이 앞에서 말한 경락의 변화를 나타내고 있는 것이다.

수년 전에 내가 왕진까지해서 진찰한 적이 있는 병이 깊은 고혈압 환자의 감정선은 아무래도 혈색이 나쁘고 갈래갈래 갈라져 한 줄로 이어지지 않은 상태였다. 고혈압은 심경과 연결되어 있는 심장의 질환인데 이것만으로도 새끼손가락의 경락과 감정선의 관련을 충분히 알 수 있는 것이다.

또 감정선은 새끼손가락을 지나는 다른 경락과 연결되어 있어 소장, 신장, 방광 등의 내장기관의 에너지 순환불량 곧, 혈행장해도 나타낸다. 그러므로 감정선의 혈색이 두뇌선이나 생명선과 비교해서 나쁘거나 갈래갈래 갈라져 있거나 하면 자각증상의 유무에 관계 없이 치료를 하는 것이 현명하다. 구체적인 치료부위와 방법은 다음과 같으니 자기 몸에 의심이 가는 사람은 곧 실행해 보자.

먼저 새끼손가락의 경락의 시발점이 되고 있는 손톱의 뿌리 언저리에 소충, 소택을 잘 눌러준다. 특히 소충, 소택에 통증을 느끼는 경우에는 내장의 혈행장해도 제법 진행하여 있는 것이므로 그 아픔이 가실 때까지 충분히 눌러주는 것이 중요하다.

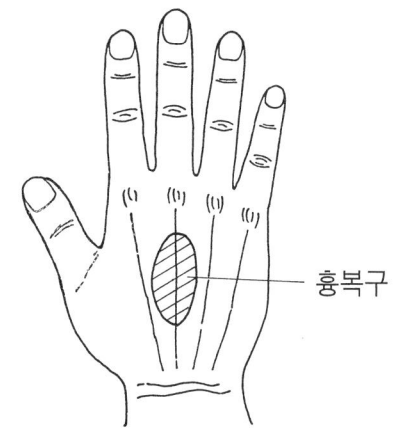

흉복구를 자극하면 위궤양을 예방한다.

35. 흉복구를 눌러 보아서 아픔을 느끼면 위궤양을 의심해 본다.

내가 국민학교 다닐 때인데 학생들이 말을 잘 듣지 않아서 담임을 맡았던 선생님이 학생들에게 "내가 교육을 잘못 시킨 탓이다." 라며 자신이 그 벌로 손등을 맞은 적이 있었다.

그때 그 선생은 어린 학생이 치는 데도 아파서 곤혹스러워 했었다.

그후 동양의학을 공부해서 알게 되었는데 그 선생이 그다지도 아파한 것은 그가 이전부터 위궤양 경향이었던 것이 그 원인이었다. 매가 손등으로 내려칠 때 궤양 경향이 있는 사람은 특별하게 아픈 것이다. 그리고 이 부분은 '흉복구'라고 해서 위궤양을 예지하는 중요한 구역인 것이다.

알기쉽게 설명하면 위에 궤양 경향이 있는 사람은 먼저 이 '흉복구'에 징후가 나타난다. 지아노제가 나타나기도 하고 피부가 굳어진다. 그리고 이곳을 누르면 대단히 아파한다.

그러므로 '흉복구'에 이러한 징후가 나타난 사람은 신속히 궤양을 막는 방법을 강구해야 한다.

위궤양의 예방을 위해서는 이 구역을 잘 자극하여 주고 정성껏 눌러 주무르면 '흉복구'의 지아노제나 피부의 딱딱함이 사라지고 그와 함께 위벽의 진무름도 나을 것이다.

36. 심장의 이상신호는 심포구, 정심구에 나타난다.

연기자나 가수 가운데는 무대에 서기 직전에 손바닥에 사람'人'자를 쓰고 그것을 마시는 시늉을 하고나서 무대에 나가는 사람이 제법 있다고 한다. 이것은 '사람을 마신다.'는 뜻으로 흥분방지 기도(祈禱)의 일종인데, 이렇게 말하는 나도 강연에 임할 때는 이러한 기도를 크게 이용하고 있는 사람들 중의 하나이다.

하지만 내 경우는 연기자나 가수와 같이 손바닥에 사람'人'자를 쓰지도 않고 마시는 시늉을 하지도 않고 다만 손바닥을 눌러 주는 것뿐이다.

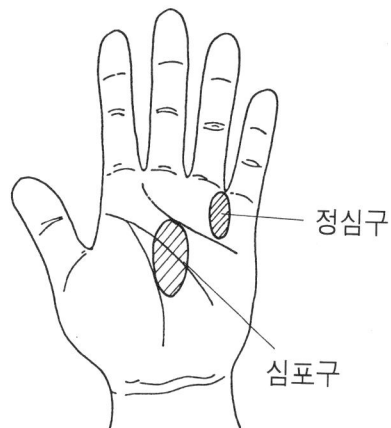

흥분할 때는 심포구를 자극하면 가라앉는다.

　손바닥의 중심을 수심(手心)이라고 하는데 그것과 겹쳐서 '심포구'라는 구역이 있다. 이 구역은 중지손가락을 기점으로 하는 심포경이라는 경락에 직결되어 있다.
　심포경은 심장의 활동을 보좌하는 경락이므로 이와 연결되는 심포구가 '심장이 두근거린다.'라고 흥분했을 때 이것을 진정시키는 데 큰 힘을 발휘하여 주는 것이다. 단, 사람 '人'자를 쓴 정도로는 효과가 약간 불안하다고 하지 않을 수 없다. 역시 손가락으로 눌러 주무르는 정도의 자극이 필요하다.
　또 심장의 이상을 사전에 감지하는 데에도 이 심포구는 중요한 구역이다.
　만약 이 심포구를 눌러보아서 통증을 느끼거나 피부가 다른 곳보다 굳어있다, 물렁하다, 뜨겁다, 차다는 등의 상태면 심장에 이상이 발생하고 있다는 증거라고 볼 수 있으니 충분히 주의해야 한다.
　'자빠지지 않게 미리부터 지팡이를 준비한다'라는 것이 아니지만 이런 경우에는 심포구를 눌러 주무르거나 양쪽의 손바닥으로 문지르는 자극을 해주면 그다지 시간이 걸리지 않는 동안에 피부의 변화는 원상태로 되돌아설 것이다.

심장에 관계하는 구역이 또 하나 있는데 약지손가락과 새끼손가락의 뿌리 부근의 '정심구'가 그것이다. 이 정심구는 새끼손가락을 지나는 심경과 연결되어 심장을 컨트롤한다. 변화의 상태나 진단법·치료법에 대해서는 심포구와 같다.

37. 척·요·퇴구를 눌러서 통증이 있으면 발과 허리의 신경통에 주의

최근 대학에 다니는 친구의 아들과 오랜만에 만나 다방에서 세상 이야기에 열중하고 있었을 때의 일인데 그는 입에 담은 커피에 숨이 막히어 심하게 기침을 하였다. 그때 몸의 어딘가에 통증을 느낀 모양으로 상체를 뻗치고 '어여' 하고 큰소리를 질렀다.

내가 "신경통이지?"라니까 "이 젊은 나이에 신경통이라니요." 라고 심히 뾰루퉁한 얼굴을 하였다. 그래서 나는 그에게 손을 탁상에 가지런히 없도록 명하고 그 손의 어떤 부분을 손가락 끝으로 세게 눌렀다. 그랬더니 그는 또 다시 '아야' 라고 전과 같은 큰소리를 내었다. 내가 누른 것은 '척·요·퇴구' 라고 하는 요부(腰部)나 하지(下肢)의 신경통에 가장 민감하게 반응하는 구역이었다.

일반적으로 발에서 허리에 걸친 신경통은 척추(脊推)의 노화에 의한 중년 이후의 병이라고 생각하고 있는데 결코 그렇다고만은 단언할 수 없다. 젊은이일지라도 일시적인 피로, 한기(寒氣) 또는 습기 등의 영향

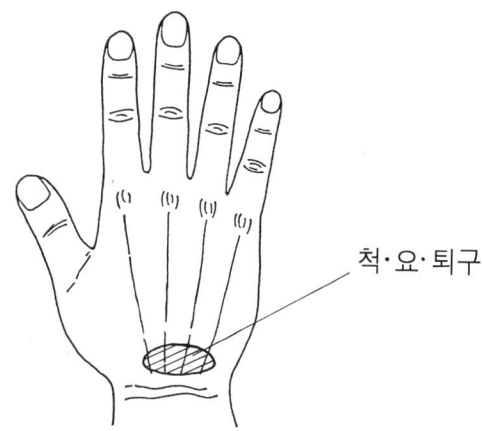

신경통에는 척·요·퇴구를 이쑤시개로
자극하거나 담배뜸질을 하면 좋다.

에 의해서 곧잘 생기는 증상이다. 다만 안정하고 있으면 그다지 아픔을 느끼지 않기 때문에 그 초기에는 왕왕 무시되기 쉬운 경향이 있다. 그러나 증상이 진행하면 조금만 움직여도 허리에서 엉덩이, 대퇴(大腿)의 뒷편에서 발꿈치나 복사뼈에 걸쳐서 저린 것 같은 아픔이 뻗는다.

예를 들자면 심하게 추운 날이나 피로해 있을 때에는 이 구역을 잘 관찰하는 것이다. 지아노제가 나타나 있거나 눌러서 아픔을 느끼면 발에서 허리에 걸쳐 신경통이 생길 가능성이 있다.

그 경우에는 이 척·요·퇴구를 잘 자극하면 된다. 자극의 방법은 다발로 만든 이쑤시개로 찌르거나 담배뜸질을 하는 것이 가장 적당하며 온풍기로 온풍을 불어주는 것도 효과적이다. 이렇게 해서 정성스레 자극을 가하여 이 지역의 아픔이 완전히 가셔지면 신경통에 괴롭힘을 당하는 걱정은 없어질 것이다.

손바닥에 나타나는 내장의 이상 99

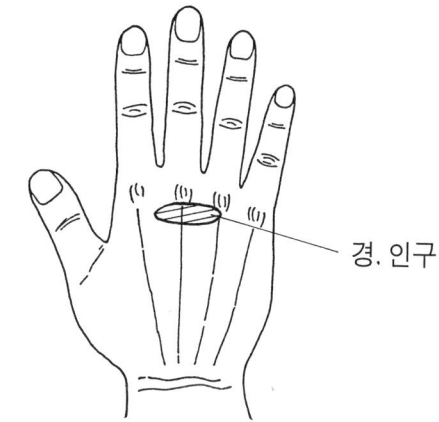

목구멍에 염증이 있을 때는 경·인구를 자극한다.

38. 경·인구의 변화를 관찰하면 목구멍의 염증을 점검한다.

어느 라디오 방송사의 아나운서가 위장을 치료하기 위해서 나의 치료원을 찾은 적이 있었는데 위가 약하게 된 이유라는 것이 대단히 재미있는 것이었다. 그는 직업상 목구멍에 염증을 일으키기 쉽고 그 때문에 방송 전에는 반드시 목구멍 거칠어짐 방지용의 알사탕을 빨고 있었다는 것인데 세월이 흐름에 따라 그 수가 하나 또 하나 불어서 결국에는 위를 버리게 되었다는 것이다.

악순환을 그림에 그린 것과 같은 이야기지만 나는 그때 그에게 위약의 치료를 함과 동시에 목구멍의 염증을 사전에 점검하여 예방하는 방법을 전수 하였다.

목구멍의 염증을 점검하는 데는 손등의 중지손가락의 뿌리 일대(一帶)의 '경·인구'를 잘 관찰하는 것이다. 여기에 지아노제가 나타나 있거나 눌러서 아픔을 느끼면 목구멍이 염증을 일으키기 시작하고 있다.
 이럴 때에는 아픔이 가실 때까지 이 구역을 자극한다. 목구멍은 대단히 예민한 부분이므로 어디까지나 부드럽게 눌러 주무르는 것이 중요하다. '경·인구'의 아픔이 없어지면 목구멍의 부은 것도 가라앉아 있을 것이다.
 더구나 목구멍의 염증은 술의 과음, 담배의 지나친 흡연에 의한 것, 기후의 변화에 의한 것, 감기에 의한 편두선염(扁頭腺炎)등 여러 가지 원인이 있는데 이 경·인구의 자극은 어느 경우에도 효과를 발휘한다.
 또 이런 아나운서처럼 항상 염증을 일으키기 쉬운 환경에 있거나 혹은 염증을 일으키기 쉬운 체질의 사람은 쌀알을 몇 알 '경·인구' 위에 얹고 테잎으로 고정시키면 염증을 사전에 방지하는 데에 크게 도움이 될 것이다.
 특히 이 경·인구는 그 이름과 같이 목이나 어깨의 뻐근함이나 결림에도 특효 구역이기도 하다. 이러한 증상이 있는 경우에는 쌀알등으로 이 구역을 잘 자극하여 주면 효력을 나타낼 것이다.

39. 이·인구에 주의하면 중이염을 예방할 수 있다.

 나의 치료원에 찾아오는 환자 중에는 10년 20년이 된 오랜 친교가 있는 사람이 제법 있다. 며칠 전에 국민학교 4학년 아들을 데리고 온 부인도 그 한 사람이다. 나는 그 부인의 주치의와 같은 것이니까 데리고 온 아들도 태어났을 때부터 자동적으로 나의 환자가 되었다.
 "선생님 이 아이의 감기가 지지부진하게 낫지 않아서……."

손바닥에 나타나는 내장의 이상 101

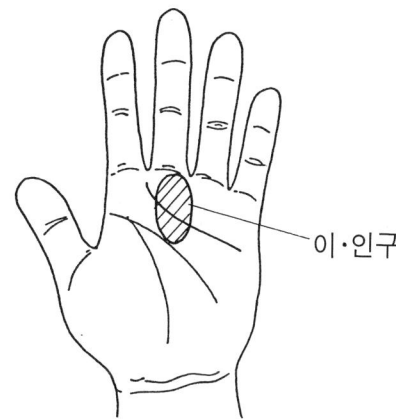

중이염에는 이인구를 자극하거나
담배뜸질을 한다.

부인은 입을 열자마자 찾아온 목적을 나에게 말하였다. 그래서 그 아이의 맥을 짚었을 때 손바닥의 작은 변화를 알아차렸다.

내가 신경쓰게 된 변화라 함은 중지손가락의 뿌리 부근에 퍼진 보라색의 지아노제였다. 그것은 바로 내가 '이인구'라고 이름 붙인 구역에 해당한다.

이 구역은 그 이름과 같이 귀와 목구멍에 관계가 깊은 곳이다. 예의 아이는 감기로 나의 치료원에 왔으니까 이인구에 변화가 나타나 있는 것은 당연하다. 그러나 단순히 감기의 가벼운 영향으로는 지아노제가 너무 진한 느낌이 들었다. 나는 어쩌면 악성 질환의 영향이 나타나 있지는 않나 라고 생각하였다.

그래서 지아노제가 나타나 있는 이인구를 눌러 보았더니 아니나 다를까 그 아이는 대단히 아파했다.

지아노제가 진하고 격렬한 통증이 있다. 이러한 진단의 결과 생각되는 결론은 아마도 중이염이라고밖에 말할 수 없었다. 아직 자각 증상이야 나타나 있지 않았는데 감기의 바이러스가 귀 속까지 침범하기 시작한 것이 틀림없었다.

나는 부인에게 이상의 생각을 이야기함과 동시에 치료방법도 가르쳤다.

먼저 이인구를 눌러 주무름과 함께 담배뜸질을 7~8회정도 한다. 그 위에 중지손가락의 정혈인 중충을 누른다. 이것을 2, 3일 되풀이하면 지아노제는 사라지고 중이염의 걱정도 멀어질 것이다.

40. 손바닥의 경혈양계로 맥을 짚으면 고혈압의 초기 증상을 알수 있다.

"선생님 묘한 곳에 맥이 있는데 어딘가 이상한 것일까요."

2년쯤 전에 친구의 소개장을 갖고 치료원에 온 K상사의 부장이 내 얼굴을 보자마자 불안스러운 표정으로 이렇게 물어왔다. 나는 대체 무슨일인가 잘 얘기를 듣고보니 극히 단순한 착각인 것을 알게 되어 둘이서 크게 웃었던 것이다.

이 부장뿐만 아니라 인간의 몸에서 맥이 뛰고 있는 장소는 손바닥 쪽의 양손목 2개소뿐이라고 생각하고 있는 사람이 이외일 만큼 많이 있다.

그러나 정신을 차리고 있으면 거기 이외에도 맥이 뛰고 있는 장소가 많이 있다는 것을 알게 될 것이다. 예를 들자면 그 부장이 "이런 곳에 맥이?"라고 놀란 양계 등이 그 대표이다.

양계는 손등의 '혈압반응구'라는 구역에 있고 고혈압의 초기증상을 아는 데 없어서는 안될 경혈이다. 만약 이 양계의 뛰는 맥이 경종을 두

손바닥에 나타나는 내장의 이상 103

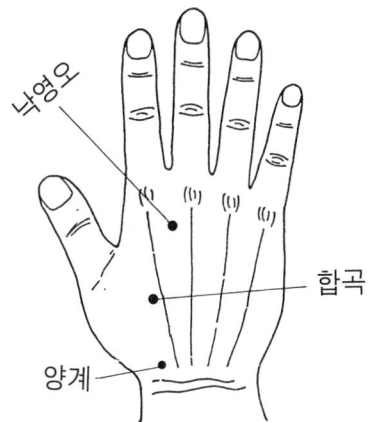

고혈압 예방에는 양계를 이쑤시개로 자극하거나
담배뜸질을 한다.

둘기듯 맹렬하면 최고혈압이 160에서 180으로 상승하고 있다고 생각해도 거의 틀리지 않는다. 그 부장의 그 예로써 양계의 맥을 짚고나서 다시 혈압계로 재어 보았더니 역시 160을 넘어 있었다. 본인은 마치 자기에게만 꼬리가 있는 것처럼 양계의 맥에 마음이 쓰여서 거의 자각은 없었던 것 같았는데 틀림없이 고혈압이었다.

치료법은 양계의 자극이다. 다만 그때에 주의하기 바라는 것은 자극의 강도이다. 고혈압은 혈관에 괴어 모인 노폐 물질이 혈액의 흐름을 저해해서 일어난다고 생각한다면 단순히 주무르는 정도로는 그다지 효과가 없다. 이쑤시개를 열 개쯤 다발로 만들어 고무줄로 묶고 그것으로 찌르는 정도가 바로 좋은 것이다.

혈압반응구에는 180에서 200까지 오른 혈압을 내리는 합곡(合谷), 200을 넘은 혈압을 내리는 경우의 낙영오(落零五)라고 하는 두 개의 경혈도 차례로 줄지어져 있다.

제3부
병별 치료방법

　어느 건강조사에 의하면 성인중 많은 수가 정도의 차는 있으나 만성적인 견비통에 시달리고 또 중년층 이후의 세일즈맨의 약 7할까지가 위병의 경험자라는 것이다. 이렇게 보면 '건강'에 있어 현대라는 것은 정말 수난의 시대라고 할 수 있을 것 같다.
　이 장에서는 현대인이 걸리기 쉬운 질병의 40종류를 나의 치료법에 근거하여 손바닥 자극에 의한 병의 예방및 치료 방법을 알기 쉽게 해설했다. 여기에 등장하는 증상과 병은 모두 직접 혹은 간접으로 내장기관의 기능과 밀접하게 관계하고 있는 것이므로 '내장의 사령탑'이라고도 할 수 있을 손바닥 자극이 증상의 극복에 절대의 효과를 발휘하는 것은 새삼 말할 것도 없다.
　증상의 하나하나에 대하여 그것이 어느 내장과 어떻게 관련하여 손바닥의 어느 경혈 어느 구역을 자극하면 완치되는가 하는 치료의 메커니즘에 관해서도 상세히 언급하고 있으니까 경혈자극의 실제적인 효과뿐 아니라 그 이론에 대해서도 잘 알게 될 것이다.

 이 장에서는 증상의 실제적인 치료를 취급하기 때문에 그 자극의 방법이 지극히 중요한 요점이 된다. 또한 자극이라고 해도 강하게 하느냐 약하게 하느냐 하는 방법에 따라 효과가 다르다. 그래서 여기에서는 강·약·완(緩)의 세 타입으로 나누었다.

 ① **강자극**(强刺戟) : 극히 짧은 시간에 제법 과격하게 아픔을 느낄 때까지 자극하는 방법이다. 손가락으로 압력을 가할 때에는 꼬집거나 세게 때린다고 하는 방법이 이에 해당한다.

 ② **약자극**(弱刺戟) : 시간을 가지고 적당한 자극을 준다. 자극을 느끼느냐 안 느끼느냐 하는 경계에서 중단하는 것이 요령이다. 손가락을 사용해서 자극하는 경우에는 어디까지나 부드럽게 눌러 주무르는 것이 중요하다고 할 수 있다.

 ③ **완자극**(緩刺戟) : 자극과 자극과의 사이를 길게 하고 차분히 시간을 써서 실시한다. 하나를 자극함에 있어서도 결코 성급해 하지 말고 끈기있게 계속 하는 것이 필요하다.

 이 세 가지의 자극법은 손가락에 의한 자극뿐 아니라 이쑤시개나 머리핀을 사용한 자극 또는 담배뜸질을 할 경우에도 응용할 수 있으므로 때에 따라 현명하게 구분하여 사용하길 바란다.

 경락 자극의 큰 특징은 방법이 실로 간단하다는 것과 하기 시작한 그 날부터 효과가 나타난다는 즉효성에 있다. 어떤 증상이 나타나기 시작하면 우선 손바닥의 자극에 도전하여 보라. 바로 놀랄 만한 효과가 나타날 것이다.

1. 두드러기

⊙ 간혈, 신혈, 폐혈을 강하게 자극한다.

　어느 날 한 여성이 치료원을 찾아왔는데 그 여성이 젊은지 어쩐지 알게 된 것은 진찰을 하고 난 다음이었다. 왜냐하면 처음에 내 앞에 나타났을 때의 그녀의 복장이 제법 색다른 것이었기 때문이었다.
　아직 여름이 끝나지 않은 시기에 긴팔의 브라우스를 손목까지 빈틈없이 덮었으며 목에는 커다란 스카프를 감았고 감기라도 들었는지 얼굴의 반을 감출 만한 큰 마스크를 한 이상한 차림이었다. 더구나 차양이 턱없이 넓은 모자와 진한 썬그라스를 썼으니 젊은지 어쩐지 확연하지 않았던 것이다.
　그러나 그녀가 그렇게까지 하지 않으면 안되었던 까닭은 곧 판명되었다. 모자, 썬그라스, 마스크를 벗은 얼굴은 마치 벗꽃을 가득히 뿌린 것 같은 두드러기가 피어 있었다. 결국 침을 사용한 치료와 자택에서의 손바닥 치료법으로 그녀의 두드러기는 일주일 안으로 완전히 없어져 버렸다.
　두드러기의 직접적인 원인이 되는 것은 말할 것도 없이 음식물이다. 간략하게 말하면 입으로 들어간 음식물은 위장에서 소화흡수되어 간장으로 보내어지는데, 여기에서 좋은 것과 나쁜 것이 구분된다. 이것을 해독작용이라고 한다. 해독된 것은 다시 신장에 보내져 불용인 것은 뇨가 되어 체외로 배설된다.
　그러나 어떤 이유로 간장이나 신장의 기능이 저하되어 있으면 이러한

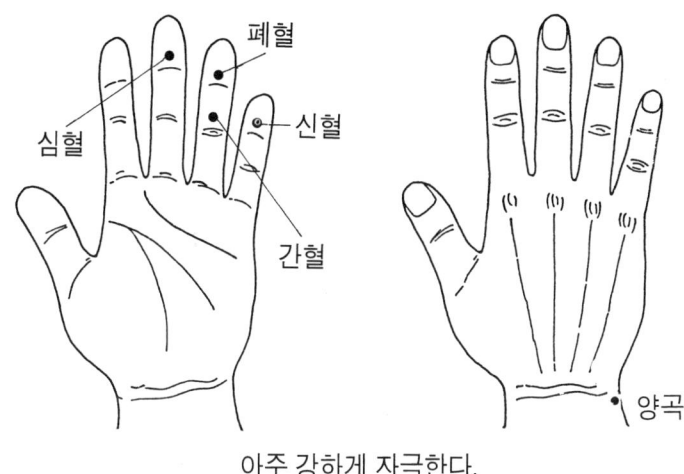

아주 강하게 자극한다.

  일련의 흐름이 침체되어 해독과 배설을 못해 어떻게든 밖으로 나가려고 한선(汗腺 : 땀샘)등으로 솟아나오는 것이다. 이것이 두드러기이다.
  따라서 두드러기에 효과가 있는 경혈도 간혈, 신혈, 폐혈 등으로 간장, 신장의 기능에 관계하는 것과 심혈, 양곡의 신경과 연결되어 있는 것이다.
  그 외에 두드러기의 치료는 배설을 촉진시키는 것이 우선 중요하므로 간, 신장에 관계하는 경혈을 다소 피가 스며나올 정도로 강하게 자극하면 좋다.

2. 차멀미

⊙ 메스꺼운 구토도 신문, 관충, 수심을 자극하면
  낫는다.

학창시절에 있어 가장 즐겁고 추억에 남는 행사라고 하면 역시 수학여행일 것이다. 이렇듯 즐거워야 할 수학여행도 차멀미하기 쉬운 학생들에게 있어서는 괴롭고 비참한 추억만이 남게 된다.

내 이웃에 사는 학생이 꼭 그러한 '불행'을 짊어진 학생이었다. 그녀는 허약체질로 대단히 위가 약하고 장시간 버스에 흔들거리기라도 하면 곧 차멀미를 해서 구토를 한다. 그 때문에 줄곧 소풍에도 참가하지 못했다는 것이었다.

"학창시절에 즐거운 추억 하나 만들 수 없는 딸이 가엾기 짝이 없어요."라고 하는 모친의 한탄을 전해 들은 나는 이를 잠자코 보아 넘길 수 없어 수학여행 전날 그 학생을 내게 오도록 하고 특별한 손바닥의 요술을 전수했다.

그 다음주 저녁 그녀와 모친이 현관으로 들어왔다. 그녀는 손에 개펄에서 주은 바지락조개를 잔뜩 안고 "오늘은 선생님의 몫까지 주워왔어요."라고 기운차게 소리쳤다. 그때 나는 내가 이 직업을 선택하기를 잘했다고 생각했다.

내가 그녀에게 전수한 요술이란 사실은 새끼손가락 쪽의 손목 위에 있는 신문, 약지손가락의 손톱뿌리 언저리에 있는 관충, 그리고 손바닥 중앙의 수심을 잘 자극하는 것이었다.

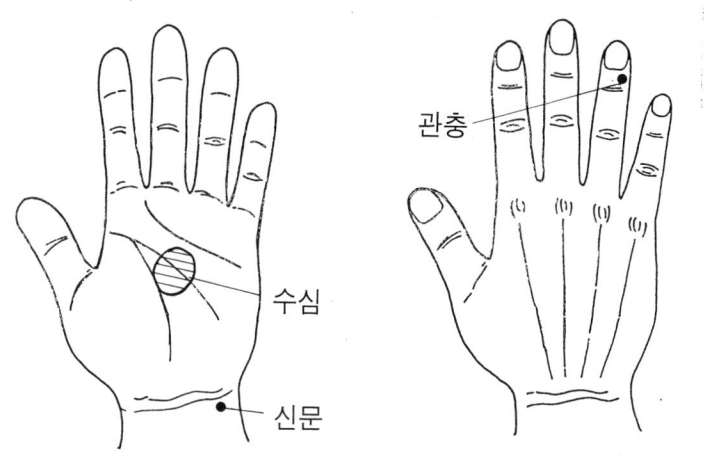

천천히 부드럽게 자극한다.

   차멀미는 위장, 내이(內耳), 심장의 세 기관이 동시에 이상 현상을 일으키는 데 기인된다고 생각된다. 곧 위의 구토감, 내이(內耳) 안에 있는 삼반규관(三半規管)의 이상, 또한 탈것에 대한 신경과민이 상승해서 메슥거리는 불쾌한 상태가 오는 것이다.
   따라서 이것을 방지하기 위해서는 이 세 기관에 밀접하게 관계하는 소장경의 신문, 귀의 경락에 통하고 있는 삼초경의 관충, 그리고 심포경의 수심 이 세 부분을 자극하는 것이 제일이다.
   자극의 방법은 완자극으로 천천히 시간을 써서 각부를 눌러 주무르는 것이 필요하다. 글 첫머리의 경우는 양손바닥에 반으로 쪼갠 쌀알을 몇 개 붙이고 버스 안에 있는 동안 신문을 자극하여 차멀미를 막은 것이다. 여러분도 장시간 차를 탈 때에는 이들의 경혈 구역을 솜씨있게 자극해서 즐거운 여행을 하길 바란다.

3. 치질

⊙ 회음점에 담배뜸질을 20~30회 한다.

　작년 지방 강연이 끝난 후 상담코너를 만들었더니 대성황을 이뤄 시간 내에 도저히 처리할 수가 없어서 그냥 돌아가게 한 사람도 제법 많았다. 그때의 상담내용에서 특히 많았던 것이 치질의 치료법이었다.
　이것의 원인에 대해서는 음식습관, 생활습관 등 여러 가지로 얘기되고 있지만 확실한 결론은 아직 나와있지 않다.
　앞에 말한 상담코너에서 사람들에게 손바닥을 사용해서 할 수 있는 치질의 치료법을 말해 주었다. 그리고 그때부터 얼마 후에 "선생님에게서 배운 손바닥 치료법을 실천하였더니 몇십 년이나 시달려왔던 치질의 고통에서 아주 쉽게 해방 되었어요."라고 하는 소식이 많이 왔다.
　내가 가르친 손바닥의 치료법은 회음점이란 경혈의 치료법이었다.
　회음점은 손등의 새끼손가락 제2관절 위에 있는 경혈로 내 치료 경험에서 보아도 치질에 절대의 효과가 있는 경혈이다. 자극법은 담배를 비롯한 뜸자극에 한한다.
　정맥에는 피가 역류하지 않도록 막이 붙어 있다. 그런데 어찌된 일인지 치정맥(痔靜脈)만은 이 막이 없는 것이다.
　따라서 때로는 피가 역류하여 멈춰 버릴 수가 있는데 그것이 거듭되면 그 부분이 울혈된 혈액으로 부풀어 마치 팽창한 풍선이 파열하는 것처럼 찢어져 출혈하는 것이다.

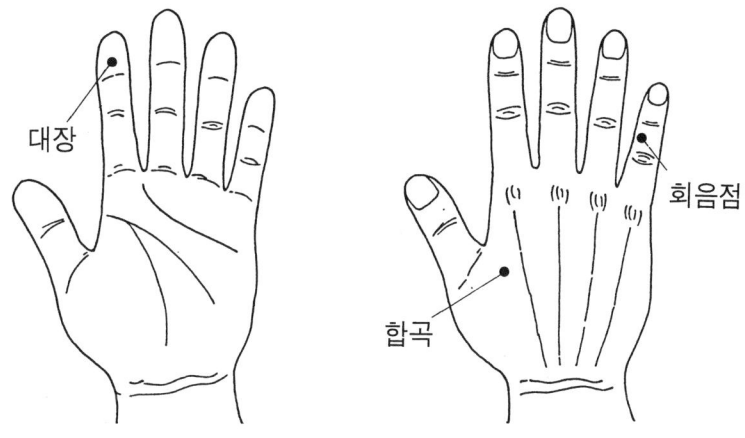

담배뜸을 7~10회 정도 한다.

그런 이유로 보통은 7~10회 정도로 끝나는 담배뜸질을 20회에서 30회로 늘리고 항문의 활약균을 꽉 죄어서 정맥에 혈액이 멈추지 않도록 하는 것이 치료의 요점이다. 회음점에 이러한 자극을 되풀이해 주면 항문의 출혈이 딱 멎는다.

또한 회음점 이외에도 손등의 합곡이나 손바닥 검지손가락의 제1관절 위에 있는 대장도 치질에는 효과있는 경혈이다.

4. 관절 류머티스

⊙ **손가락 끝의 모든 정혈을 자극하고 호금 촌과 양지를 누르면 좋아진다.**

아침에 잠자리에서 갑자기 손발의 관절이 아프고 마음대로 움직여지지 않았던 경험을 한번씩은 겪어 봤을 것이다. 계절의 변절기나 일기가 불순한 날에 느끼기 쉬운 이러한 몸의 마디마디의 아픔은 관절 류머티스의 초기적인 증상이다.

관절 류머티스는 처음에는 손가락같은 작은 관절에만 아픔을 느끼지만 증상이 진행되면 차츰 큰 관절도 아프기 시작하며 관절의 움직임도 딱딱해지고 손발이 부드러워지지 않게 된다. 이러한 증상이 만성화되면 완치는 제법 어렵게 되기에 꽤 귀찮은 병이라 할 수 있다.

나의 치료원에 관절 류머티스로 괴로워하는 중년층, 고년층의 환자가 많이 찾아오는데 그 사람들의 대부분 공통되는 특징은 전신에 혈액순환이 나쁘고 호르몬의 균형이 고르지 못하다는 것이다. 또 심장, 간장, 신장 등의 순환기계의 내장기관에 장해를 일으키고 있는 경우도 제법 있다.

관절 류머티스를 예방·치료하기 위해서는 우선 전신의 혈액순환을 좋게 하고 호르몬의 균형을 고르게 하는 것이 필요하며 그러기 위해서는 다섯손가락 끝에 있는 모든 정혈을 잘 자극하는 것이 좋다. 손가락 끝을 잘 주무르면 각각 관계하고 있는 내장의 혈행이 좋아져서 관절과 말단에 머물던 피도 부드럽게 흐르기 시작한다.

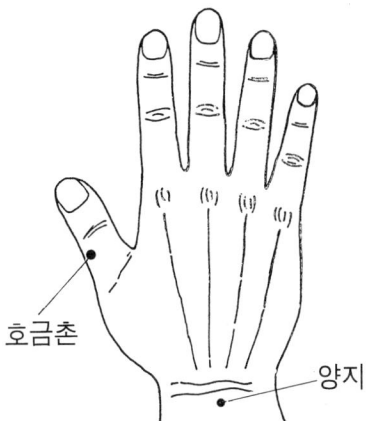

끈기있게 잘 눌러주는 것이 효과가 높다.

관절 류머티스에 동반하는 아픔을 없애기 위해서는 손등의 호금촌, 양지의 경혈을 잘 누르는 것이 효과적이다. 매일 끈기있게 이 두 경혈을 눌러주면 차차 아픔은 사라질 것이다.

오래 전의 이야기인데 어느 유명한 인형을 만드는 명장과 대화하는 기회가 있었다. 그 사람은 수년 전부터 관절 류머티스에 걸려 거의 손가락이 움직이지 않게 되었다고 했다. 손가락은 인형작가에 있어 생명이기 때문에 그때는 절망했지만 그는 불굴의 노력과 인내로 매일 손가락끝의 마사지를 되풀이하여 1년 후에는 거의 이전과 같은 손가락 끝의 뛰어난 솜씨를 되찾은 것이다.

이 이야기는 어떠한 중증의 관절 류머티스도 기력과 끈기만 있다면 기필코 극복된다는 훌륭한 본보기라고 할 수 있다.

5. 견관절주위염

◉ 경혈을 누르면서 팔을 올렸을 때 아픔을 느끼지 않는 곳을 자극한다.

　견관절주위염이란 오십견, 곧 나이 50세쯤 되어 흔히 일어나는 견비통이다. 그러나 50대에 많다는 것뿐이고 물론 20대 30대의 사람에게도 잘 나타나는 증상이다. 전일에도 20대의 환자를 한 사람 치료하였다.
　그는 어느 대학의 역도선수로 연습 전에 준비체조를 하고 있던 중 어깨에 심한 아픔을 느끼고 체조가 끝날 즈음에는 완전히 어깨가 올라가지 않게 되었다는 것이었다. 나는 겨우 몇 분간의 치료로 그의 어깨를 원래대로 고쳤는데 그 등은 일반인의 몇십 년 분을 불과 수년 사이에 쓰고 있었던 것으로 통증이 빨리 찾아오는 것도 무리는 아니었다. 이와 같이 오십견의 특징은 어깨를 올릴 수도 없고 돌아가지도 않는다는 것이다. 무리를 해서라도 움직이려 하면 비명이 절로 나온다
　나는 오랜 세월을 이 오십견의 진단과 치료를 어떻게 합리적으로 할 수 없을까 해서 연구를 계속하여 왔다. 그 결과 경락과의 인과관계로 치료점을 정확히 판단하는 방법을 발견하였다.
　역도선수를 단시간 안에 치료할 수 있었던 것도 이 치료법이었다. 나는 최근에 침구의학회에서 이 '경락진단법'의 논문을 발표했는데 많은 선배나 동료로부터 대단한 반응을 얻게 되어 영광으로 생각하였다.
　오십견에 잘 듣는 손바닥의 경혈은 8개 있다. 왜 이렇게 많은 경혈이 필요한가 하는 것은 '경락진단'에 관계한다. 곧, 어깨에 이상이 생긴 곳

병별 치료방법 115

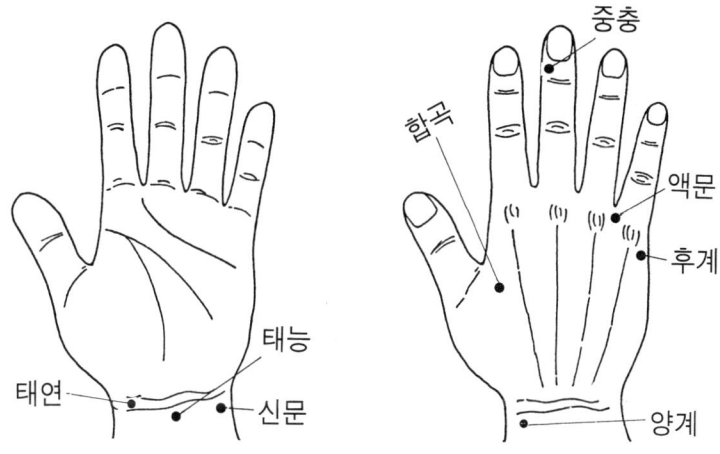

담배뜸질이나 이쑤시개로 자극한다.

을 정확히 알고 빨리 정확하게 고치기 위해서 경혈의 수가 많아진 것이다.

경혈의 명칭과 경락은 손바닥의 손목에 있는 태연(太淵)이 폐경, 손등 쪽의 합곡, 손목의 양계가 대장경, 손목에 있는 신문이 심경, 손등 쪽의 약지손가락과 새끼손가락의 가랑이에 있는 액문(掖問)이 삼초경, 손바닥 손목의 태능(太陵)과 중지손가락의 손톱뿌리 언저리에 있는 중충이 심포경, 손등 쪽 새끼손가락의 본절에 있는 후계(後繼)가 소장경으로 되어 있다.

만약 어깨가 올라가지 않는다, 돌아가지 않는다는 증상이 있으면 이러한 경혈을 누르면서 팔을 올려보도록 한다. 아픔을 느끼지 않는 경혈이 이 경우의 치료점이므로 그곳을 담배뜸질이나 이쑤시개로 자극하면 곧 아픔은 가라앉을 것이다.

6. 백발

⊙ 신혈, 명문을 중심으로 손바닥의 경혈을 자극한다.

일부 백발을 '실버그레이' '로멘스그레이'라며 이것을 대단히 환영하는 경향도 있지만 대부분은 머리카락에 흰 것이 드문드문 섞이기 시작하면 노화의 표시라해서 무엇인가 어두운 기분이 되는 것이 보통이다.

머리카락이 희게 되는 것도 부신(副腎)의 쇠약이 원인이다. 젊은시절에는 부신이 건강하기 때문에 머리가 검고 윤이 나는데 나이를 먹어 부신이 약해지면 백발이 되거나 머리가 빠지거나 하는 것이다.

따라서 백발을 방지하고 검은머리를 되살리기 위해서는 부신의 기능을 활발하게 해줄 필요가 있다. 손바닥에서 가장 부신과 관계가 깊은 경혈은 새끼손가락의 제1관절에 있는 신혈과 제2관절에 있는 명문이다. 이 두 개의 경혈은 좌우의 신(腎)을 나타내고 머리카락과 밀접한 관계를 맺고 있다. 그러므로 이 경혈을 끈기있게 적당히 자극하면 부신의 기능이 높아지고 머리에 윤택이 돌게 되는 것이다.

또 손바닥의 중심에 있는 '수심', 중지손가락의 손톱뿌리 언저리에 있는 '중충', 약지손가락의 손톱뿌리 언저리에 있는 '관충', 손목 중앙에 있는 '양지' 등도 백발을 방지하는 데 효과있는 구역 경혈이므로 신혈, 명문과 함께 자극하면 효과는 더욱 크다. 다만 그 자극의 방법에 대해서는 충분한 주의를 할 필요가 있다. 머리카락의 경우 지나친 강도의 자극을 가하면 오히려 백발을 촉진시켜 버리는 가능성이 있기 때문이다.

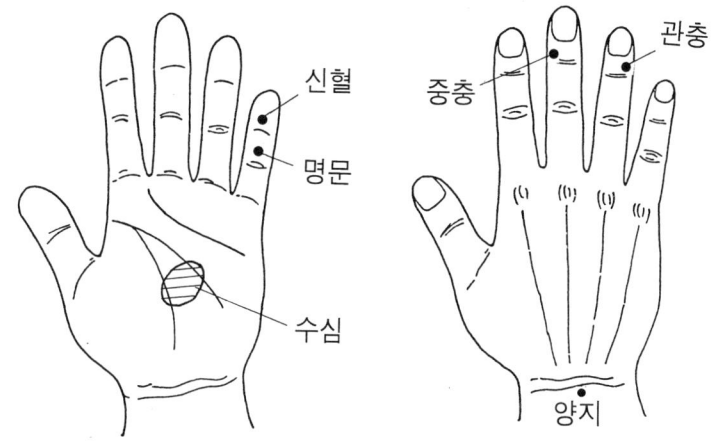

부드럽게 눌렀다가 떼고 또 누른다.

따라서 경혈을 부드럽게 눌렀다가는 떼고 다시 부드럽게 눌렀다 떼는 방법을 취하면 좋겠다. 그리고 이러한 압압(押壓)을 매일 50분간 실시하면 머리에 기름이 흐르고 백발도 검어질 것이다.

전에 견비통의 치료로 나의 치료원을 찾은 환자가 "아무리 몸이 좋아져도 이 머리로는 젊은이에게 인기가 없겠지요." 라며 희어진 머리에 손을 얹고 한탄하기에 이 손바닥의 경혈자극법을 전수하였더니 약간 반신반의하는 태도였다. 그로부터 1개월 후 다시 찾은 그 환자는 진찰실에 들어오자마자 내쪽에 머리를 들이밀고 "선생님 보아주십시오." 라고 말하는 것이었다. 틀림없이 그 머리에는 전에 볼 수 없었던 검은 머리가 제법 섞여있는 것이었다.

7. 노안

⊙ 양노, 노안점을 잘 누르면 점차 낫는다.

노화는 발과 눈으로부터 온다고 한다. 틀림없이 인간은 나이가 들면 발과 허리가 약해지고 시력이 떨어진다. 세간에서는 일반적으로 이 노안을 피할 수 없는 노인병으로 단념해 버리는 풍조가 있는데 이것은 약간 지나치게 조급한 판단이라고 할 수 있다. 적절한 경혈자극만 하면 노안의 진행도, 50세 이후에 발병하기 쉬운 노인성 백내장도 저지할 수 있다.

구체적인 예로 아주 최근에 내가 치료한 85세 여성은 70세에 노인성 백내장에 걸려 그 이후 언제나 안경을 손에서 놓지 않았다고 한다.

나는 이 부인에게 주 1회 손목에 있는 경혈을 중심으로한 침치료를 시술하였더니 효과가 금세 나타나서 불과 3개월 후에는 그녀는 안경 없이도 신문을 읽을 수 있게 되었다. "이 나이가 되어서 마법을 전수받은 것 같은 느낌이에요." 라고 그녀는 말했다.

내가 침치료를 한 경혈이란 손등의 새끼손가락 쪽 손목에 있는 양로(養老)이다. 이 양로는 노안이나 안정피로(眼精疲勞)등 중노년층의 사람의 눈의 증상에 특효를 발휘하는 경혈이지만 일반인의 피로한 눈이나 눈의 충혈에도 대단한 효과가 있다. 이 양로의 재미있는 점은 고령자가 되면 될수록 효력이 높다는 것이다.

이 양로와 함께 눈의 특효경혈은 손바닥 쪽 새끼손가락의 뿌리 언저

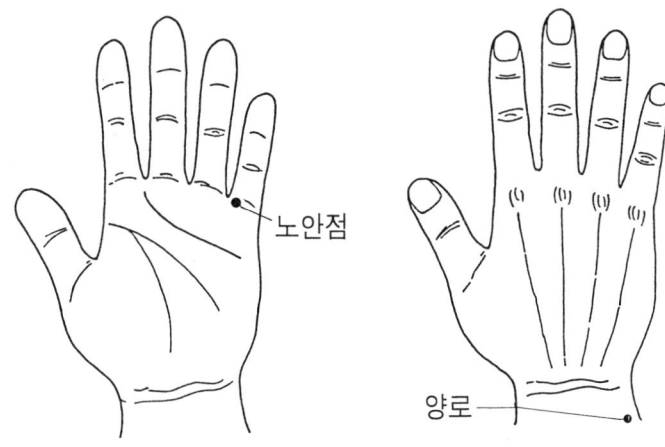

정성스럽게 10~20회 정도 자극을 준다.

리에 있는 노안점이다. 이것은 40세 이후 사람의 노안에 효력이 높은 경혈인데 효용의 정도는 양로와 아무런 차이가 없다.

 이 양로 노안점의 경혈자극은 전문적인 침치료를 하지 않아도 일반가정에서 손가락으로 정성스레 자극해주면 노안방지에 큰 효과가 나타날 것이다. 매일 아침 저녁으로 각각 10회에서 20회정도 지압하는 것이 적당하겠다.

 이 지압은 최저 3개월 되풀이하면 경혈에 느끼는 아픔도 점차로 가셔서 눈의 흐림도 사라져갈 것이다. 또 손가락으로 누르는 자극에 더해서 머리핀 자극이나 담배뜸질, 약쑥뜸질(7회) 등을 실행하면 효과가 더욱 증가한다.

8. 갱년기장해

⊙ 신혈을 중심으로 자극을 되풀이 한다.

　몇 개월 전에 40을 갓넘긴 중년부부가 동반해서 나의 치료원을 찾은 적이 있었다. 남편이 억지로 부인의 손을 끌고 온 것이었다.
　남편의 설명에 의하면 최근에 부인의 행동이 분명히 이상하다는 것이다. 밤이 되어도 좀처럼 자려하지 않고 사소한 일에도 화를 내고 한참동안 머리를 감싸고 뭔가 괴로워하는가 하면 갑자기 큰소리로 고함을 치기도 한다는 것이다. 또한 심할 때에는 남편에게 물건을 던지는 일조차 있다며 "전에는 부지런하고 얌전한 아내였던 만큼 가엾어져서……." 라며 눈물을 흘리며 얘기를 들려주었다.
　그가 말하는 부인의 이상은 갱년기장해의 증상임은 분명했다. 그러나 이것은 중년여성이면 정도의 차는 있으되 누구나 경험하는 것으로 한마디로 병이라든가 이상이라고 불러야 하는 것은 아니다. 그래서 나는 이 부인에게 전문적인 침치료를 두, 세 가지 하고나서 남편에게 "당신이 부인을 병자 취급하면 부인은 고독해져서 증상이 무거워집니다. 여기서 제일의 방법은 부인의 불쾌한 기분을 이해해 주고 힘이 되어 주어야 합니다."라고 충고를 했다.
　하지만 갱년기장해는 중년여성에게 여러 가지 고통을 주는 가장 좋지 못한 증상이므로 이 증상이 무거운 경우에는 적극적으로 치료하여 쓸데없는 괴로움을 피하는 것이 좋다.
　갱년기장해는 자율신경과　체내 호르몬의 조화가 무너지기 때문에 일

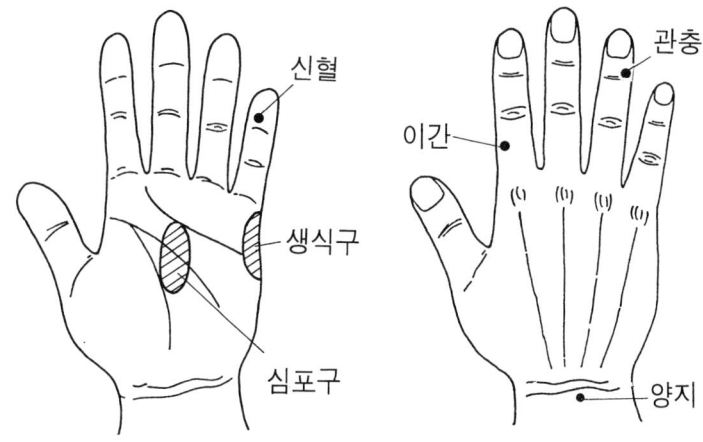

시간을 가지고 자극을 되풀이 한다.

어나는 것으로 경혈도 호르몬의 분비를 촉진하는 경혈, 생식기의 기능을 왕성하게 하는 경혈, 정신을 안정시키는 경혈이 필요하다. 따라서 갱년기장해의 증상을 위해서는 먼저 새끼손가락에 있는 신혈을 잘 자극하고 새끼손가락 쪽의 측면에 있는 생식구(生殖區)와 손바닥의 중앙에 있는 '심포구'를 잘 주무르는 것이 중요하다. 손등 쪽의 양지, 이간, 관충의 경혈도 자극하면 증상은 제법 호전될 것이다.

9. 헛배부름

◉ 대장, 이간을 살짝 눌러 주무르면 불쾌감이 가신다.

나와 친하게 지내고 있는 환자가 월 1회의 정기검진을 왔을 때 한숨을 쉬며 다음과 같은 말을 하였다.

"선생님, 부부도 30년을 같이 살고보면 이젠 다 틀렸어요. 우리 집사람은 최근 점점 조심성이 없어져서 내 앞에서 방귀를 연발하고도 아무렇지도 않은 얼굴이니까."

나는 이 이야기를 듣고 신경 쓰이는 것이 있었다. 그의 부인은 대단히 정숙한 사람으로 항상 바깥주인의 체면을 세우는 양처의 견본과 같은 사람이다. 그런 사람이 손바닥을 뒤집듯이 변하는 것일까. 나는 그에게 슬슬 부인에게도 건강진단이 필요한 시기라고 얘기를 걸어 가까운 날에 찾아오도록 약속을 받았다.

2, 3일 지나서 찾아온 부인의 입에서 이야기를 듣고 내 짐작이 빗나간 예측이 아닌 것을 알았다. 그녀는 이 몇 달 동안 헛배부름에 시달려왔고 방귀도 그 때문이었다는 것이다.

헛배부름은 한마디로 말해서 '소화불량' 바로 그것이다. 그녀의 방귀도 위장의 소화 흡수능력이 저하해서 이상가스 발효가 일어난 까닭으로 자신의 의지로는 어찌할 수 없었던 것이다.

또 냉증 경향이었던 그녀는 이 헛배부름으로 괴로움이 더했다. 소화불량을 일으키면 그것을 해소하려고 뇌는 다량의 혈액을 위장에 보내려

병별 치료방법 123

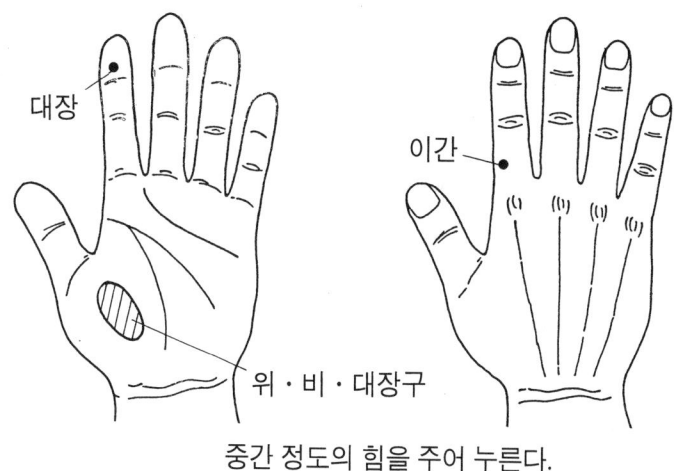

중간 정도의 힘을 주어 누른다.

하고 그렇게 되면 말초부분에서는 혈액이 부족하여 차거워지는 것이다. 이러한 뒤에 냉증인 사람이 소화불량에 걸리면 더욱 냉이 촉진되는 것이다.

헛배부름을 해소하기 위해서는 먼저 위장의 기능을 정상으로 되돌릴 필요가 있다. 이것에 대한 손바닥의 경혈과 구역은 대장, 이간, '위·비·대장구'의 셋이다.

손바닥의 검지손가락 제1관절 위에 있는 대장, 손등의 검지손가락 뿌리에 있는 이간, 이들이 다 대장경의 경락 위에 위치하는 경혈이다. 또 '위·비·대장구'는 그 이름과 같이 위장과 관계가 깊은 구역이다. 이 세 개를 너무 힘을 주지 않고 누르거나 머리핀의 구부러진 쪽으로 찔러 주면 헛배부름도 싹 가실 것이다.

10. 위통

⊙ 급한 통증도 위장점을 강자극하면 없어진다.

　내장에 일어나는 여러 가지 증상 중에서도 '잊었던 것이 갑자기 찾아온다'는 것이 위통·위경련이다. 위부근에 찌르는 것 같은 아픔을 느끼고 심하면 기절에까지 이르는 경우도 있다. 이는 예지불능의 천재형의 질병이라고 할 수 있다.
　이 위경련은 찬음식물의 과섭취, 부패한 것, 소화되기 어려운 것을 먹은 것 등이 주된 원인이 되어 일어나는 수도 있지만 신경성의 위경련으로 공복시에 일어나는 일이 많다.
　이처럼 급한 위통이 일어났을 때 재빠르게 대처할 수 있는 응급치료법은 역시 경혈자극뿐이다.
　구체적인 예를 소개하면 수년 전에 나가노(일본의 지명)를 여행하고 있을 때에 료과원(일본의 지명)으로 향하는 버스 안에서 40대 전반으로 보이는 부인이 돌연 위의 아픔을 호소하였다.
　차 안이라 별다른 방법을 찾지 못하고 쩔쩔매길래 나는 그 부인에게 경혈치료를 하기로 했다. 그러나 그때는 전문적인 침구의 도구를 갖추고 있지 않기 때문에 몇 개의 이쑤시개를 다발로 만들어 부인의 손바닥을 심하게 찔렀다. 몇 번인가 찌르는 동안에 그녀의 표정이 부드러워지고 얼마 안 있어 큰소리로 "아픔이 전연 없어졌다."고 고함을 쳤다.
　위통이나 위경련은 극히 우발적인 요소에 의해서 통증이 오기 때문에 내장기관에 대응하는 경혈의 위치를 똑똑하게 머리에 넣어두면 요긴하

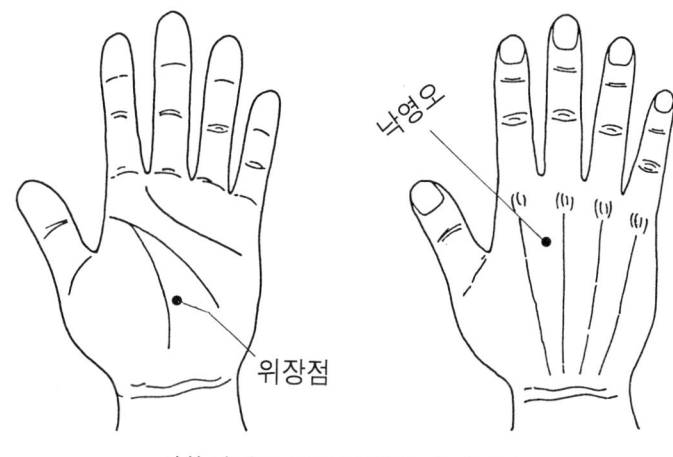

이쑤시개를 묶어서 강하게 찌른다.

게 쓸 수 있다.

내가 예의 여성의 위통을 가라앉히기 위해서 자극한 경혈은 위장점이라고 해서 손바닥의 약간 하방에 있다. 이 위장점은 그 이름과 같이 위나 장등의 소화기와 밀접하게 관계한 경혈이므로 이곳을 찌르거나 누르거나 하여 대뇌를 자극하면 위나 장의 기능이 억제되어 아픔을 느끼지 않게 되는 것이다. 여기서 잊지말아야 할 것은 강자극을 해야 한다는 것이다. 아프도록 경혈을 찌르고 누르는 것이 요령이다.

또한 손등 검지손가락 뿌리의 약간 밑에 있는 '낙영오'도 위장점과 같이 갑작스런 위통에 효과를 발휘하는 경혈이므로 긴급한 때에 대비해서 꼭 기억해 두면 좋을 것이다.

11. 가슴앓이

⦿ 위장점「흉복구」를 자극한다.

 수개월 전에 나의 치료원을 찾은 40대의 주부가 호소한 증상은 가슴앓이 그것도 제법 장기에 걸치는 만성적인 가슴앓이였다. 그녀는 식후 1, 2시간부터 식도부근에 타는 듯한 아픔을 느끼고 트림과 함께 때때로 위액까지도 치밀어 온다고 했다.
 가슴앓이의 불쾌한 증상은 명치로부터 상부에 걸치는 부분에 나타나 이렇게 불리어지고 있지만 사실은 뚜렷한 위의 질병인 것이다. 위벽에는 신경이 없으니까 위에 아픔을 느끼는 일이 없고 더 상부의 식도부근에 타는 것 같은 느낌을 갖게 된다. 그 원인은 위산의 분비이상 특히 위산의 과분비에 의해서 일어나는 일이 많다.
 그래서 나는 그 주부의 위산과다의 원인이 어디에 있는가를 조사하기 위해서 그녀의 식생활에 대하여 이것저것 질문해 보았다. 그 결과 다음과 같은 것이 판명되었다. 그것은 그녀는 하루종일 과자나 케이크 같은 단것을 연달아 먹고 있었던 것이다.
 최근에는 아이들도 커서 손이 가지 않아도 되고 남편도 회사관계의 교제 때문에 매번 자정이 넘어서 귀가하는 형편이라 이러한 편안스러운 상태로 그녀는 할 일이 없어지고 종일 텔레비전을 보면서 단것을 탐식하고 있었던 것이다. 과자나 단것 또는 고구마 알콜류 등은 위의 점막을 자극하여 위산의 분비를 높이기 때문에 그녀와 같은 생활을 하고 있으면 가슴앓이가 되지 않을 수가 없는 것이다.

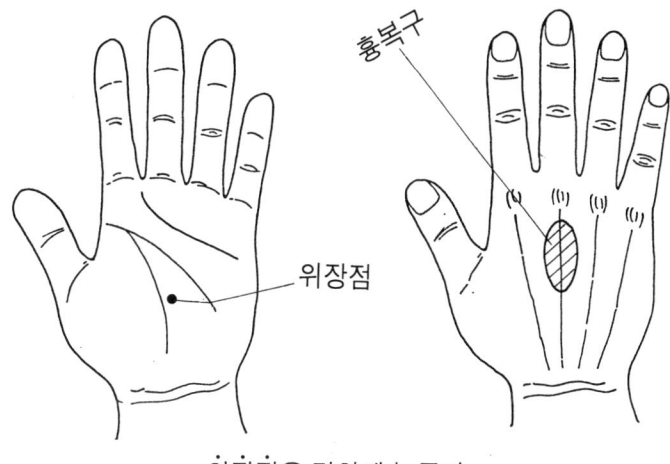

위장점을 강하게 누른다.

그래서 나는 그녀에게 단것의 과섭취를 훈계함과 동시에 가슴앓이를 멎게하는 손바닥 건강법을 전수하였다. 그것은 손바닥 중앙의 약간 하부에 있는 위장점과 손등 중앙에 있는 '흉복구'를 잘 자극하는 것이다.

위장점은 그 이름과 같이 위나 장의 기능과 밀접한 관계를 갖는 경혈이므로 이쑤시개나 머리핀의 끝으로 이 부분을 날카롭게 찌르면 위의 기능이 억제되어 위산의 분비가 감소되는 것이다. 또 '흉복구'는 삼초경 담경, 심포경과 관련된 구역이니까 이곳에 강자극을 가하면 세 개의 경락이 상승하여 위의 기능을 억제하는 효과를 발휘한다.

이 방법은 어디까지나 강자극법을 가하는 것이 중요하며 부드럽게 주무르는 것은 오히려 위액의 분비를 높이는 것이 되므로 거듭 주의해 주길 바란다. 예의 주부는 이 방법으로 지금은 가슴앓이도 완전히 완치되고 낮에는 아르바이트로 열심히 일하고 있다는 것이다.

12. 축농증

◉ 「위·비·대장구」를 강하게 자극한다.

　건강에 있어서 '비만은 모든 병의 근원'으로 지목되고 있다. 관련이 없을 것 같은 증상에도 그 근원에는 비만의 그림자가 진하게 그늘을 드리우고 있다. 예를 들자면 축농증이 그 좋은 예라고 할 수 있다.
　여러분은 그렇게 의식한 적이 없을런지 모르지만 축농증이 있는 사람 중에 대체로 살찐 사람이 많다는 것이다. 당연하게 뚱뚱한 사람은 잘 먹는다. 이러한 사람의 내장은 소화흡수를 위해서 최고회전을 아니할 수 없게 되니까 부담이 제법 커지는 것이다.
　축농증은 코 안 깊은 곳에 있는 부비강(副鼻腔) 점막의 이상에 의해서 일어난다. 이 부분의 병변(病變)이 축농증 특유의 콧물을 대량으로 만들어내고 있는 것이다. 이 이상의 원인을 더듬으면 취장에 이상이 있다.
　물론 비만이 아니더라도 다른 이유로 취장이 약해져 있는 사람은 축농증이 되기 쉬운 것은 말할 것도 없다. 현재에는 아무런 징후가 없더라도 주의하는 것이 좋다.
　축농증과 체중의 인과관계에서 본 치료의 요점은 위장과 취장에 있다. 이러한 소화흡수 기관이 지나치게 활발히 기능을 발휘하기 때문에 식욕이 증가하고 더욱 살이 찌게 된다.
　치료방법은 손바닥의 모지구에 있는 '위·비·대장구'를 상당히 자극

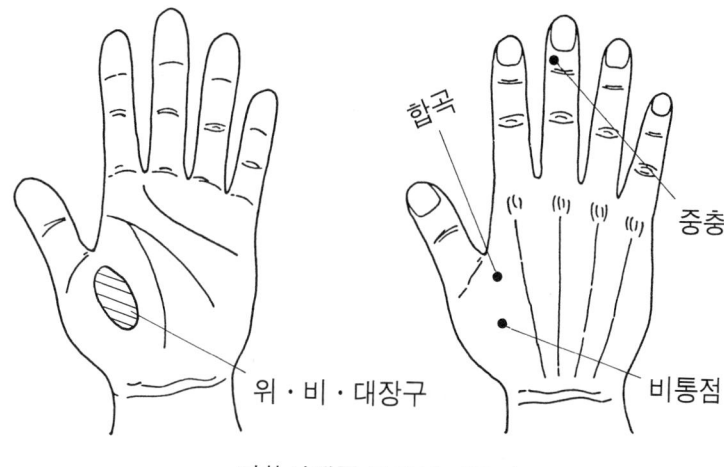

이쑤시개를 묶어서 찌른다.

하면 된다. 도구를 쓰는 경우에는 이쑤시개를 10개쯤 다발로 만들어 그 뾰족한 쪽으로 이 구역을 찌른다. 이것을 매일 되풀이하면 식욕도 떨어져서 내장에 필요 이상의 부담을 주지 않게 된다.

다음에 주목하는 치료의 요점은 코의 기능이나 증상에 관계하는 경혈의 자극이다. 구체적으로 명칭을 들자면 합곡, 중충, 비통점이 되는 이 자극법은 '위·비·대장구'의 경우와 같은 강자극이다. 이 자극법의 의미는 코의 기능과 관계하는 경혈을 강하게 자극하는 것으로 뼈에 고인 고름을 밖으로 내보내 버리자는 것이다. 식욕의 억제와 콧속의 대청소가 이루어지면 축농증에 의한 고통도 동시에 사라지게 될 것이다.

13. 요통

⊙ 원인불명의 아픔도 손바닥 경혈의 자극으로 완치된다.

보통 '요통'이라고 해도 근육이나 혈관의 염증이 원인이 되는 소위 허리아픔에서 좌골신경통이나 삐걱허리(삐인허리)까지 여러 가지가 있다. 그 중에서도 아무리 X레이로 찍어도 전혀 이상이 발견되지 않고 그렇다고 해도 아픔은 여전히 사라지지 않는 대단히 귀찮은 것도 있다.

체내에 흐르는 에너지의 균형을 고르게 하고 육체의 자연치유력을 높여서 안에서 이상을 고쳐가는 동양의학은 서양의학으로 힘든 이러한 원인불명의 요통도 대부분 완치에 가깝게 고칠 수 있다.

내 경우에는 갑작스런 요통으로 몸을 움직일 수 없게 되어 구급차로 데려온 중환자에게 경혈치료를 시술하여 돌아갈 때는 자기 발로 걸어서 돌아가게 한 경우도 있다.

이와 같이 요통은 경혈치료법의 막다른 곳으로 치료 그 자체도 특별히 전문가만 할 수 있는 것이 아니고, 손바닥의 경혈을 자극하는, 누구나 쉽게 할 수 있는 것이다.

요통 치료의 중심이 되는 것은 손등에 있는 '척·요·퇴구'이다. 이 구역에는 요퇴점이란 명칭의 경혈이 옆으로 두 줄지어 있다.

우선 검지손가락 쪽에 있는 요퇴점은 삐걱허리 좌골신경통을 제외한 요통 일반에 듣는 경혈이며 또 하나의 약지손가락 쪽에 있는 요퇴점은 특효경혈이다. 자극법은 다같이 느슨한 편이 좋다. 구체적으로 예를 들자면 손가락으로 누를 경우 한 번 천천히 깊이 눌렀으면 잠시 사이를

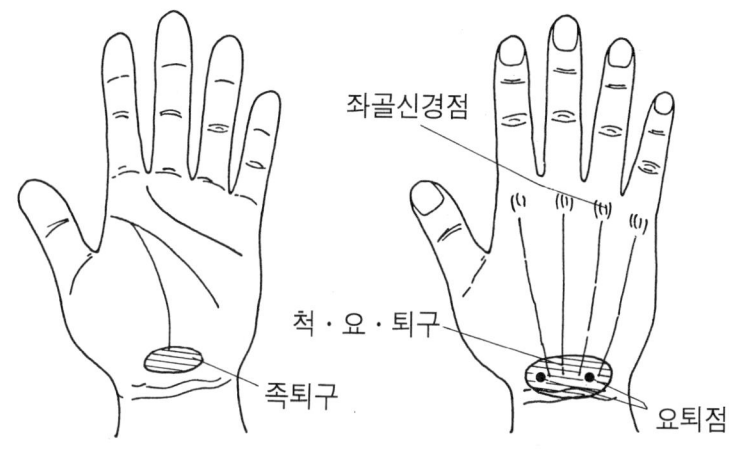

천천히 깊게 누른다.

두고 다시 누르는 식으로 자극과 자극의 간격을 약간 길게 잡는다.

다음은 좌골신경통의 경혈이다. 이것은 손등의 약지손가락과 새끼손가락의 가랑이 가까이에 있는 좌골신경점이 특효경혈이다. 좌골신경통으로 괴로워하는 사람은 여기에 이쑤시개나 머리핀의 뾰족한 쪽으로 강한 자극을 가한다.

손바닥 쪽에는 손목 부근의 요통에 듣는 '족퇴구(足腿區)'라는 구역이 있다. 이곳은 보조적인 장소이니 지금까지 소개한 경혈이나 구역에 자극을 줄 때 함께 사용하면 더 큰 효과를 기대할 수 있을 것이다.

급성은 물론 만성화한 요통도 이상과 같은 경혈이나 구역을 치료하면 반드시 좋아질 것이다.

14. 비만

⊙ 엄지손가락의 밑쪽을 꼬집으면 식욕이 떨어진다.

　여성의 비만은 내장기관을 압박하여 여러 가지 내장질환의 요소가 될 뿐 아니라 허리나 무릎에 큰 부담을 주어 체력을 심하게 저하시키는 원인이 된다.
　그러므로 표준 체중을 넘는 사람은 체중을 줄이는 노력을 할 필요가 있지만, 신체에 무리를 주면서까지는 할 수 없다. 신체에 무리를 주지 않고 하는 방법은 손바닥 쪽의 엄지손가락 바로 밑에 있는 '위·비·대장구'의 경혈자극이 가장 효과적이다. 자극의 요령은 강하게 꼬집거나 혹은 이쑤시개의 뾰족한 쪽으로 아픔을 느낄 정도로 찌르면 위장의 기능이 둔해져서 자연히 식욕이 감퇴한다.
　어느 주부에게 이 방법을 가르쳤더니 살이 빠지기는 커녕 점점 식욕이 나서 1 주일 동안에 1Kg나 쪘다고 항의한 예가 있었는데 들어보니까 이 주부는 '위·비·대장구'를 꼬집지 않고 쓰다듬고만 있었던 것이다. 이 구역은 쓰다듬거나 주무르기만 하면 위의 기능이 높아지고 식욕이 증진하여 역효과가 되는 것은 당연하다. 자극할 때에는 꼭 이것을 기억해야 한다.
　또하나 경혈은 손등 중앙에 있는 '흉복구'인데 이 부분을 강자극하면 호르몬의 분비가 억제되므로 지나치게 살찌는 체질이 개선될 것이다.
　이와 같이 '위·비·대장구·흉복구'에의 자극은 비만방지에 대단한

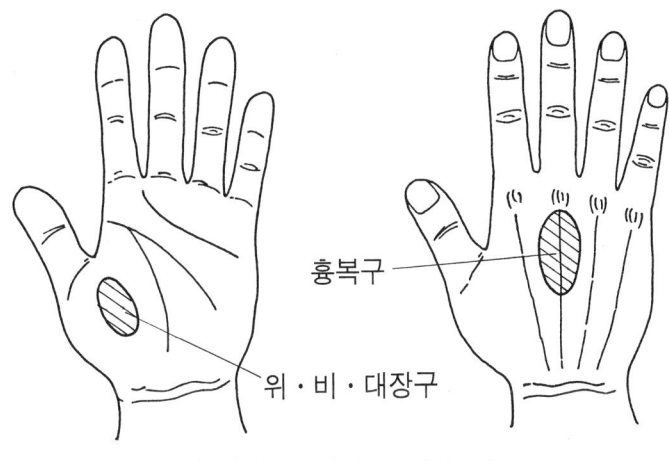

흉복구
위 · 비 · 대장구

아플 정도로 강하게 꼬집는다.

효력을 발휘하는데 아무리 지나치게 살찌는 것이 좋지 않다고 해서 과도하게 자극하면 영양실조에 걸릴 것이다.

나의 견해로는 인간의 최적체중은 표준체중에서 2, 3kg 밑 곧, 신장에서 100을 뺀 후 곱하기 0.9에서 2내지 3을 뺀 것이므로 이것을 가늠으로 손바닥의 자극도 솜씨있게 조절하면 될 것이다.

15. 알레르기성 비염

⊙ 합곡에 담배뜸질을 하면 코막힘도 없어진다.

내가 오랫동안 단골로 가는 어느 작은 식당이 금년 봄에 돌연 1개월 가까이나 휴업하게 되었다. 다시 개점했을 때 나는 그 집주인에게 왜 갑자기 쉬었는지 그 이유를 물어보았다. 그랬더니 그 주인은 소리를 낮추어서 "선생님이니까 얘기합니다마는……." 이라고 이유를 말하기 시작하였다.

사실은 그 주인은 지금까지 전혀 인연이 없던 알레르기성 비염에 걸려 재채기와 콧물이 쉴사이 없이 흐르게 되었다. 그런데 이 식당에서는 주인이 주방장을 겸하고 있었으므로 '재채기를 하면서 손님에게 내어놓을 요리를 만들 수 없다.'라는 판단으로 증상이 가라앉을 동안 문을 닫았다는 것이다.

나는 주인에게서 이야기를 듣고 점점 더 그 집이 마음에 들었다. 그러나 휴업하기 전에 왜 한마디 상의도 없었는지 약간 아쉬웠다.

최근 늘어나는 알레르기성 비염은 서양의학에서는 갖가지 치료로도 완전히 낫지 못하는 환자가 많이 있는데 동양의학의 분야에서는 상당히 높은 완치율을 나타내고 있다.

알레르기성 비염에 효과가 높은 경혈이 몇 개 있는데 그 중에서도 특효경혈이라고 하면 역시 손등에 있는 '합곡'이다. 합곡은 코를 위시해 호흡기계의 기관과 밀접한 관련이 있는 대장경의 경락 위에 있는 경혈이므로 효과가 큰 것이 당연한 일이다.

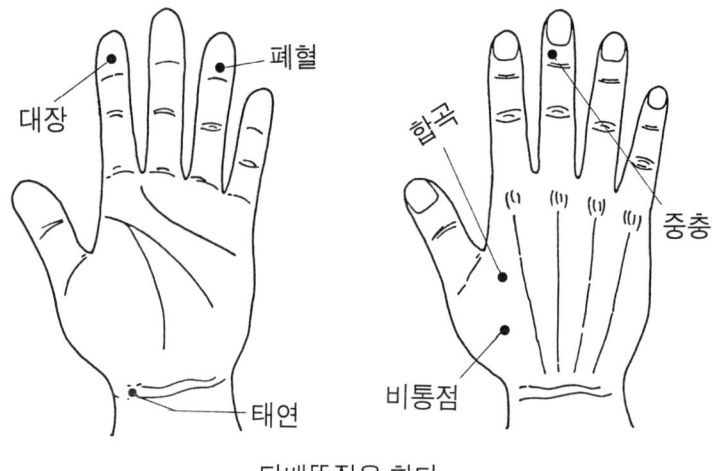

담배뜸질을 한다.

합곡의 자극법은 강자극으로 담배뜸질을 10회에서 20회에 걸쳐 실행한다. 만약 한번으로 재채기 콧물이 멎지 않으면 멎을 때까지 이것을 되풀이하면 된다.

합곡과 같이 대장경의 경락 위에 있는 검지손가락의 제1관절에 있는 대장도 알레르기성 비염에는 큰 효과를 발휘한다.

그 외에 코의 증상에 관계하는 중지손가락의 중충, 약지손가락의 제1관절 위에 있는 폐혈, 손바닥의 손목에 있는 태연, 손등의 합곡, 손목 사이에 있는 비통점에 담배뜸질에 의한 열자극을 가하면 알레르기성 비염 특유의 재치기, 콧물 등은 쉽게 낫는다.

16. 여드름

◉ **매일 머리핀으로 합곡을 자극하면 아름다운 피부가 되살아난다.**

여드름은 '청춘의 상징'이라 하여 그 명칭에도 '연모 받는 여드름' '실연 당하는 여드름' 등 정말로 미소를 머금게 하는 것이 붙여져 있다. 그러나 이러한 로맨티시즘도 정도의 문제로 마치 달표면과 같이 돌기물이 솟아오른 얼굴이 되면 그 당사자는 제법 심각한 괴로움을 안게 된다.

아주 최근에 치료원에 찾아온 고교 2년생 여학생이 그 좋은 예로서 그녀의 얼굴은 전면이 여드름으로 뒤덮여있고 본인에게는 실례이나 얼굴 가운데에 여드름이 있다기보다 여드름 가운데에 얼굴이 있다고 하는 편이 적당하다고 할 형편이었다.

이런 얼굴로는 남학생들에게 말을 걸 수도 없다라고 그녀는 울상을 지었다. 그래서 나는 그녀에게 어떤 비책을 일러 주었는데 그것은 매일 몇 번의 세면을 철저히하고 동시에 엄지손가락 뿌리의 약간 밑에 있는 합곡을 머리핀으로 찌르는 것이었다.

그녀는 이후 나의 가르침을 실천하여 몇 주 후에는 여드름이 거의 눈에 띄지 않게 되었다. 그녀는 전화로 학교 안에 이 머리핀 자극이 크게 유행하고 있다며 대단히 나를 기쁘게 했다.

여드름이나 피부에 무엇이 나는 것은 주로 음식물이 원인이 되어 나타나는 것이다. 말하자면 이것은 식생활의 잘못을 경고하고 있는 것으

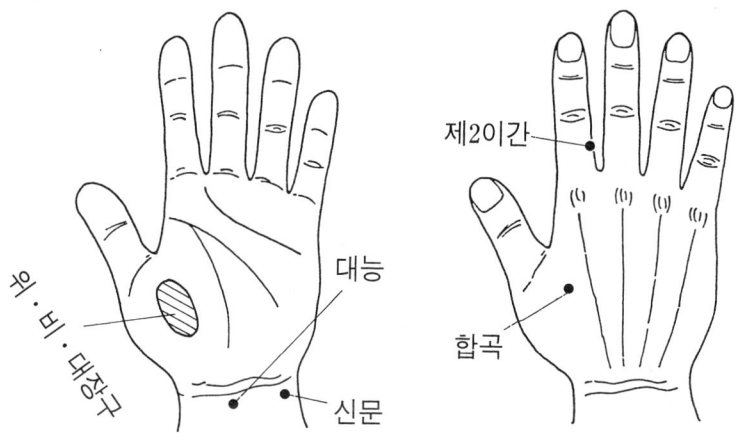

뾰족한 곳으로 매일 찔러 준다.

로 그런 의미로는 '변비'와도 밀접한 관계를 갖고 있다.

그러므로 여드름이나 피부에 무엇이 돋은 것을 해소하기 위해서는 장 등의 소화기를 자극하여 체내에 있는 노폐물을 밖으로 나오게 해줄 필요가 있다. 그러기 위해서는 대장경의 가장 중요한 경혈인 합곡을 머리핀으로 자극하는 것이 효과가 높고 끝의 뾰족한 쪽으로 매일 이곳을 찔러주면 체내에 있는 불순물이 밀어내어져서 피부에 돋은 여드름등이 낫고 동시에 변비의 해소에도 크게 효과가 있다.

또 신문, 대능 제2이간 등의 경혈 또는 '위·비·대장구' 라는 구역에의 자극도 합곡과 마찬가지로 여드름 피부에 돋은 것의 해소에 대단히 효과가 있으므로 함께 익혀두면 편리할 것이다.

17. 피로한 눈

⊙ 위장의 쇠약에서 오는 피로한 눈에는 심포구, 상양, 소택을 자극한다.

나는 매일 책을 갖고 잠자리에 들어가는데 어떨 때는 날이 샐 때까지 계속 읽어버린다. 이렇게 심히 탐독을 한 뒤에는 당연히 눈이 피로하여 물건이 이중으로 보이기도 한다.

'피로한 눈'이라고 하면 먼저 연상되는 것은 눈의 무리한 사용이다. 그러나 다만 그것뿐이라면 한참동안 눈을 쉬게 해서 곧 피로를 풀어 주면 되는데 피로한 눈 중에는 특별히 혹사한 것도 아님에도 불구하고 눈의 아픔을 느끼거나 압박감을 느끼거나 하는 것이 있다.

이러한 귀찮은 피로한 눈 증세에 시달려온 어느 회사의 경리사원을 알게 되었다.

그가 눈에 아픔이나 압박감을 느끼기 시작한 것은 마침 결산의 소란스러움이 일단락했을 때의 일이었다. 처음에는 장부의 작은 숫자를 연일 늦게까지 계속 보았기 때문이겠지 하는 정도로 생각하였는데 언제까지 있어도 자각증상이 사라지지 않았다. 안과병원에서 진찰을 받아도 특별한 질환은 없고 의사는 안경의 돗수가 맞지 않아서라 했지만 그 안경은 극히 최근에 바꾼 것이었다. 그래서 회사의 동료에게 소개를 받고 나의 치료원에 찾아왔다는 것이다.

나는 전부터 이러한 안과병원에서 잘 알아내지 못하는 피로한 눈의 환자를 진찰하는 동안에 원인은 눈 그 자체가 아니고 오히려 스트레스

病別 치료방법 139

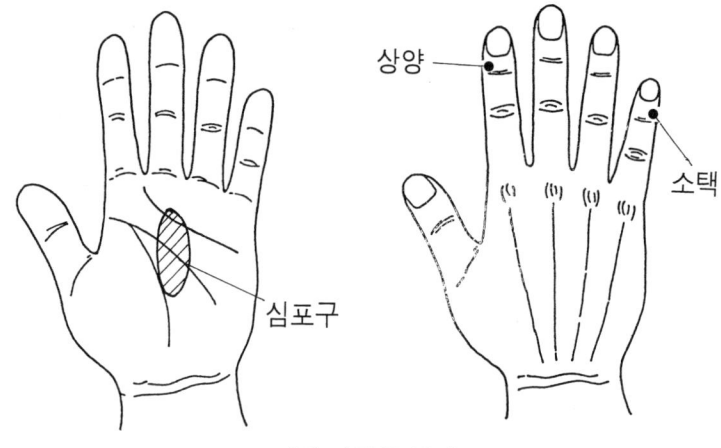

강한 자극을 준다.

에서 오는 위장의 피로에 있다고 판단하게 이르렀다.

눈에는 대장경, 소장경, 위경, 심포경이란 4개의 경락이 뻗고 있는데 눈은 위장이나 신경의 영향을 받기 쉽다. 따라서 만약 정신피로로 내장이 이상을 일으키고 있거나 하면 바로 예의 경리사원과 같은 증상에 시달리는 것이다.

스트레스 성의 피로한 눈은 경락과의 인과관계가 분명하기 때문에 치료의 요점도 일목요연하다.

구체적으로 열거하면 손바닥에 있는 '심포경'과 대장경의 시발점인 검지손가락의 손톱뿌리 언저리에 있는 '상양' 그리고 소장경의 기점이 되는 새끼손가락의 손톱뿌리 언저리의 '소택'에 자극을 준다.

위장의 기능을 촉진시키는 것이니까 자극법도 머리핀의 뾰족한 부분으로 찌르는 등 강한 편이 좀더 효과적이다.

18. 위궤양

⊙ 위장점을 자극하면 완쾌될 수 있다.

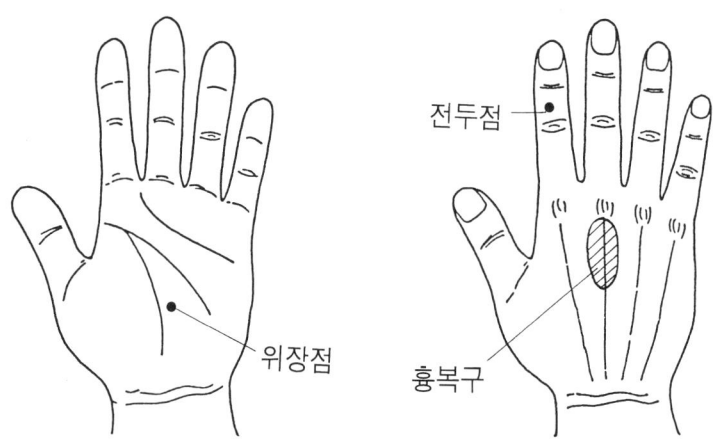

 위궤양의 초기치료에 가장 유효한 것은 손바닥 중앙의 약간 밑에 있는 위장점의 경혈자극이다. 이 경혈의 자극은 어디까지나 강자극으로 이쑤시개나 머리핀 혹은 담배뜸질을 이용하면 좋다.
 이쑤시개나 머리핀의 뾰족한 쪽으로 꽉꽉 찌르거나 담배뜸질을 몇 번 되풀이하면 위의 활동이 정지되어 위산의 분비가 감퇴한다.
 또한 위궤양의 치료에는 손등 중앙의 '흉복구', 검지손가락의 제2관절 상에 있는 '전두점'의 경혈자극도 있다. 이를 위장점과 함께 자극하면 더욱 효력이 있다.

19. 위나 장의 소화력이 약할 때

◉ 「건리삼침구」를 자극하면 내장이 강해진다.

위나 장의 소화력이 부족하여 일어나는 증상으로는 위하수, 신경성위염, 위염, 십이지장궤양 등이 이에 해당된다. 이러한 병의 원인은 음식을 잘 씹지 않는 것, 곧 '조급한 식사 습관'에 있다.

위나 장의 소화태세가 단단히 정돈되기 전에 음식을 자꾸 보내어 오는 것이니까 소화 불량을 일으키지 않을 수가 없는 것이다. 전에 만성적위염을 치료하기 위해서 나를 찾은 어떤 세일즈맨은 식사시간이 아침 저녁 합쳐도 단 5분간이라는 초스피드풍이었다. '빨리먹기 콘컨테스트'에 출전하는 것이라면 몰라도 이러한 '조급한 식사습관'은 위나 장의 최대 적이므로 엄히 삼가해야겠다. 한 번에 최저 50회는 씹도록 권하고 싶다.

위나 장을 개선하기 위해서는 손바닥 중앙의 약간 밑에 있는 '건리삼침구'를 잘 눌러 주물러야 한다. 이 '건리삼침구'는 위나 장을 위시해서 여러 가지 내장기관의 기능을 활발하게 하는 특효구역이므로 이곳을 잘 자극하여 주면 위나 장의 소화흡수력이 높아져 여러 내장기능이 충분히 발휘되기 때문에 세 끼 식사를 맛있게 먹을 수 있다.

자극의 방법은 완자극으로 천천히 시간을 써서 눌러 주무르는 것이 중요하다.

앞의 세일즈맨은 나에게서 이 '건리삼침구'에의 자극을 가르쳐 받은

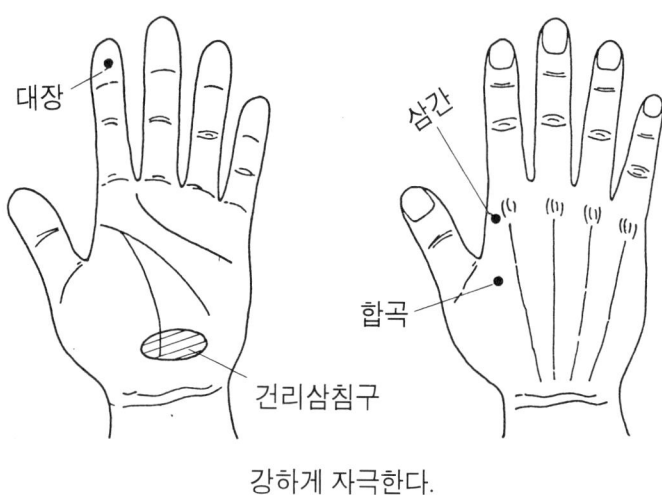

강하게 자극한다.

이래 언제나 골프공을 윗옷 호주머니에 넣고 다닌다는 것이다.

그리고 틈만 있으면 골프공을 양손에 끼워서 손바닥을 자극하고 있다고 한다. 그 효과로 55Kg밖에 되지 않던 체중도 60Kg을 넘었다고 최근에는 기쁜 목소리로 전화를 걸어왔다.

이와 같이 '건리삼침구'의 자극은 위나 장의 기능 강화에 효과를 갖고 있다. 이 밖에도 손바닥의 대장, 손등의 삼간(三間), 합곡(合谷) 등의 경락을 함께 자극하면 효과가 높아질 것이다.

20. 가성근시

⊙ 노궁을 잘 주무르면 좋아진다.

　부모로부터의 유전으로 천성인 사람은 별개로 치고, 시험공부나 일 등 눈의 과사용으로 안경을 쓰게 된 사람의 근시는 그 전부가 가성근시의 진행에 의한 것이다. 가성근시는 그 이름과 같이 진성(眞性)의 근시는 아니므로 아직 초기단계 동안에 무슨 수를 써두면 안경에 의지하는 생활을 하지 않아도 된다. 그리고 이 '무슨 수'의 유력한 한 가지가 손바닥 치료법 바로 그것이다.

　몇 년 전에 어느 지도전문 출판회사에 근무하는 편집자가 치료원에 온 적이 있었다. 그는 입사해서부터 매일 지도의 잘못된 곳을 교정하는 동안 이전에는 1.5였던 시력이 0.5까지 떨어져서 안경의 사용을 하지 않을 수 없게 되었다. 그러나 내가 가성근시를 치료하고 있는 것을 친구에게서 듣고 어떻게 나을 수 없을까 해서 찾아온 것이었다.

　나는 안경을 쓰기 시작해서 아직 반 년쯤이라는 그의 말에서 원래의 시력으로 되돌리는 것은 충분히 가능하다고 판단하였다. 그래서 침에 의한 전문적인 치료와 자택에서도 할 수 있는 손바닥 치료법을 알려주었다.

　현재 그의 시력은 1.0까지 회복되어 안경으로부터 해방되었고 일이 과중해지고 시력이 떨어졌다고 생각되면 반드시 손바닥 치료법을 실천하고 있다는 것이다.

　가성근시라고 하면 언뜻 시험시기의 중학생이나 고교생만을 생각하기

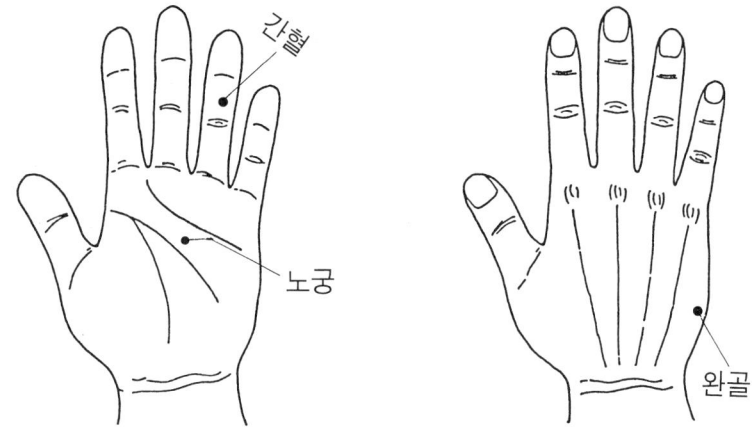

천천히 누르면서 자극을 준다.

쉬운데 이 예와 같이 어른에게도 충분히 있을 수 있는 일이다. 그리고 가성근시인 이상 설령 몇 살의 나이라도 완치하는 가능성은 많으므로 헛되이 안경 쪽을 생각지 말고 지금부터 소개하는 손바닥 치료법을 실행해 주기 바란다.

　손바닥 치료법에서 사용하는 가성근시에 잘 듣는 경혈은 셋이 있다.

　그 중에서도 효력이 큰 것은 손바닥의 중앙부근에 있는 '심포구'내의 '노궁'이라는 경혈이다. 눈을 지나치게 사용해서 시력이 저하되면 이 노궁에 너무 힘을 넣지 말고 천천히 눌러 주물러주면 서서히 시력이 회복된다.

　이 외에도 손등의 새끼손가락 쪽의 손목 가까이에 있는 완골(腕骨)도 가성근시를 고치는 데 효과 있는 경혈이다. 또 눈의 질환은 간장의 이상을 나타내고 있으니까 노궁, 완골과 함께 손바닥의 약지손가락 제2관절 위에 있는 간혈을 자극하면 더욱 효과가 높아질 것이다.

21. 현기증

◉ 관충을 정성껏 주무른다.

　세상에는 현기증같은 것은 대단한 병이 아니니까 내버려두면 낫는다고 쉽게 생각하고 있는 사람이 있다. 아주 최근에 나의 치료원에 찾아온 23세의 여사무원도 이와 같이 생각하는 사람이었는데 어느 날 전철을 기다리고 있다가 현기증을 일으켜 철로에 넘어졌다고 한다.
　현기증은 몸의 평형감각을 잃어 버려 발생하는 증상으로 그 원인은 빈혈, 갱년기 장해, 배멀미, 위장 장해 등 여러 가지이다. 그러나 이 모두가 돌발적으로 일어나는 것으로 언제 어느 시간에 어떤 일이 일어날지 모른다는 무서움이 있으므로 그 예방치료에는 만전을 기할 필요가 있다.
　현기증의 특효경혈은 약지손가락의 손톱뿌리 언저리에 있는 관충이다. 관충은 삼초경의 경혈이고 이 경락의 지맥은 귀에까지 달하고 있다.
　현기증은 몸의 균형의 이상 곧, 내이(內耳)에 있는 '삼반규관(三半規管)'의 이상에 의해서 일어나는 것이므로 삼초경 경혈의 관충을 잘 자극해 주면 삼반규관의 이상이 수정되어 현기증이 안정되는 것이다.
　현기증과 귀를 연관지어 얘기하자면 손바닥에서 가장 귀와 밀접하게 연결되어 있는 '이·인구(耳·咽區)'의 자극도 효과가 높다.
　이·인구는 중지손가락의 뿌리에 해당하는 구역으로 이곳을 천천히 주의깊게 주무르면 삼반규관의 기능도 정상으로 작동할 것이다.
　그외의 현기증치료에 잘 듣는 손바닥의 경혈에는 새끼손가락 뿌리에

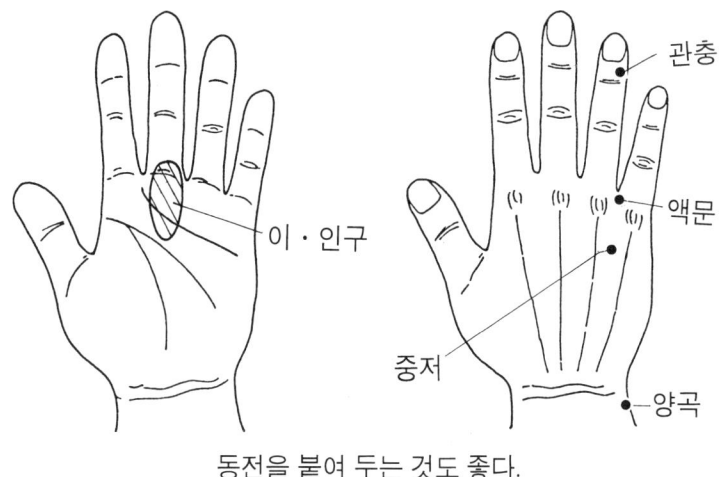

동전을 붙여 두는 것도 좋다.

있는 액문(掖問), 중저(中渚) 새끼손가락 쪽의 손목에 있는 양곡이 있다.
 관충을 비롯한 이들 경혈은 현기증의 치료는 물론 그 예방에도 커다란 효과를 발휘한다. 예를 들자면 5원짜리 동전을 중지손가락의 뿌리에 반창고로 붙여두면 '이·인구'를 완자극하게 되어 배멀미에 의한 현기증을 예방하게 될 것이니, 꼭 한번 시험해 보길 바란다.

22. 머리카락의 손상

⊙ 양지, 신혈을 끈기있게 주무른다.

옛부터 '머리카락은 여자의 생명'이라고 전해지는 것처럼 여성에 있어서 자기의 머리카락의 상태는 항상 신경쓰이는 부분이다. 이러한 여성의 머리카락에 대한 집착을 알게 해줬던 일이 수년 전에 있었다. 내 치료원에 20세 전의 젊은 여성이 찾아왔는데 그 목적이 '머리카락의 치료'였다.

그녀는 그해 봄 시내에 있는 어떤 회사의 경리부에 입사한 지 몇 개월째 되는 어느 시기에 조그마한 급료계산의 과실을 범해서 담당자에게 심한 소리를 들었다고 했다. 그 이래 숫자를 보면 머리가 아파지고 다소 노이로제 경향이 있었는데 그녀에게 있어서 가장 충격적이었던 것은 머리결이 점점 나빠지기 시작해서는 끝이 갈라지고 탈모가 눈에 띄게 늘어난 것이었다.

"이대로 간다면 머리카락은 완전히 손상되거나 빠져버리든가 둘 중 하나입니다. 그렇게 되면 거리를 걸을 수도 없고…… 죽는 편이 낫죠." 라며 울면서 호소했다. 그래서 그녀의 머리카락을 잘 보니까 틀림없이 머리카락 전체에 건강한 광택이 없고 끝이 갈라진 부분도 많았다. 그 증상은 그녀가 말하는 정도로 과한 것은 아니었으나 이러한 조그마한 머리카락의 손상도 중대사처럼 느껴지는 모양이었다.

머리카락의 손상은 스트레스의 축적의 원인이 되는 경우가 제법 많

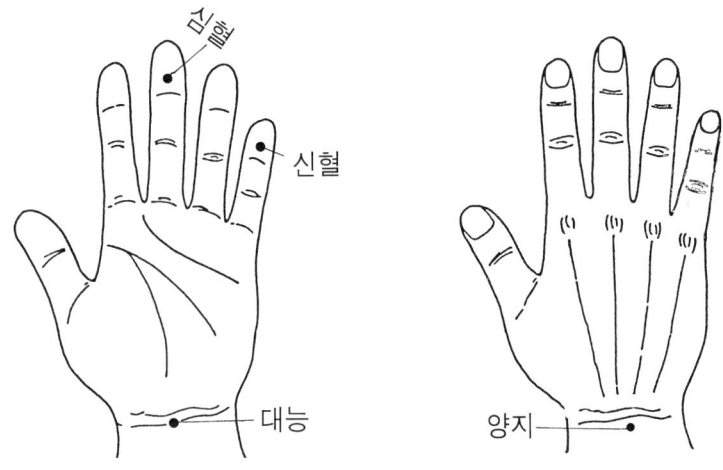

머리 건조기를 이용해도 좋다.

다. 스트레스가 축적되면 호르몬의 균형이 무너져 머리카락을 키울 만한 영양분이 부족해지며 머리카락은 바삭바삭해져 상하거나 탈모되거나 하는 것이다. 또 내장기관이 약해져도 머리카락은 손상된다. 내장의 기능이 저하하면 체내의 혈액이 부족해져서 머리카락의 끝부분까지 혈액이 돌아가지 않게 된다.

그래서 머리카락의 손상을 예방하고 치료하는 데는 먼저 호르몬의 균형을 고르게 하고 몸의 상태를 정상이 되게 해 줄 필요가 있다.

이 특효경혈은 새끼손가락의 제1관절에 있는 신혈이고 손목의 양지이다. 이 두 개의 경혈을 끈기있게 매일 계속 누르면 호르몬의 균형이 이루어져서 생생하고도 건강한 검은머리가 소생할 것이다.

또 중지손가락에 있는 신혈, 손목 중앙의 대능에의 자극도 호르몬의 균형을 고르게 하는 데 훌륭한 효과를 발휘하는 것이므로 신혈, 양지를 함께 누르면 좋겠다.

23. 귀울림

⊙ 신혈, 전곡, 양곡, 관충을 자극하면 낫는다.

헬렌 켈러라고 하면 보지 못하고 듣지 못하고 말할 수 없는 삼중고를 극복하고 수없이 위대한 업적을 남긴 여성교육자다. 그러나 헬렌 켈러와 같은 사람은 어디까지나 예외이고 보통사람들 중에도 가벼운 귀울음 정도를 '혹시 얼마 안되어 듣지 못하게 되는 것은 아닌가'라고 낙심하여 버리는 사람도 있는 듯하다.

나의 치료원에 찾아온 어느 부인이 바로 그 전형이었다.

그 부인은 이 몇 년 동안 귀울음 때문에 약간 피해망상 경향조차 나타나 있었다. 어쨌든 동거하고 있는 며느리가 자기의 귀 상태가 좋지 않은 것을 기회로 집안 일을 멋대로 처리하고 있다고 나에게 호소하는 것이었다. 나는 적당히 맞장구를 치면서 재빠르게 치료에 착수했다.

일반적으로 귀울음에는 두 가지의 요인이 있다. 하나는 신경쇠약에서 오는 것이고 또 하나는 심인성(心因性)이다.

귀가 밖으로부터의 소리를 잡을 수 있는 것은 고막의 고동을 뼈가 뇌에 전달하기 때문이다. 이 뼈의 기능을 관리하고 있는 것이 신장이다. 곧, 신장의 기능이 떨어지면 귀에 이상이 일어나고 그 증상의 하나가 귀울음이다.

한편 심인성의 귀울음은 정신적 스트레스가 높아진 결과로 발생하는 것이다. 예를 들자면 며느리와의 갈등을 가슴에 품은 이 부인의 경우가

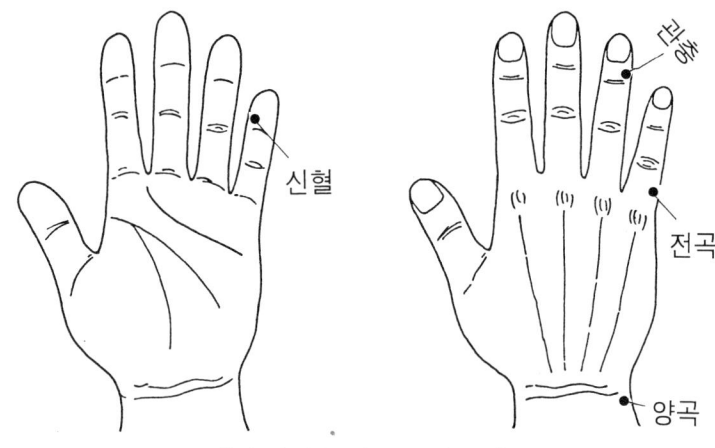

4개의 경혈을 잘 주물러 준다.

그것에 해당한다.

　손바닥에서 이러한 불쾌한 귀울음을 해소해 주는 경혈을 열거하면 신혈, 전곡, 양곡, 관충의 4개가 있다. 이 4개의 경혈은 앞의 3개가 소장경에, 뒤의 1개 삼초경의 경락상에 있다.

　그리고 약지손가락과 새끼손가락을 각각 기점으로 하는 삼초경과 소장경은 귀에 안까지 통하고 있다. 더욱이 삼초경은 심포경과 연결되어 있으므로 소개한 4개의 경혈은 귀울음치료에는 효과적인 것이다.

　귀울음은 아직 서양의학에서는 충분히 판명되어 있지 않은 증상이다. 그러나 동양의학의 경락이나 경혈의 이론에서 접근하면 비교적 용이하게 완치하는 것이므로 너무 괴로워하지 말고 손바닥 치료법을 잘 익혀 주길 바란다.

24. 거친피부

⊙ 신혈, 양지, 폐혈, 관충을 자극한다.

 이 수년 동안 나의 치료원에 찾아오는 환자 가운데는 젊은 여성의 수가 급증했다. 이 급증의 원인은 어느 젊은 여성을 치료한 것이 계기가 되었는데 그 여성은 요통을 고치기 위해서 통원하고 있었다. 그때 그녀는 '덤'으로 배운 손바닥 치료법에 완전히 매료되었던 것이다.
 나는 최초에 그녀를 진찰했을 때부터 그 거칠어진 피부가 마음에 걸렸다. 결혼하기 전의 처녀가 이래서는 안된다는 친절한 마음으로 나는 그녀에게 거칠어진 피부에 잘 듣는 손바닥의 경혈을 가르쳤다. 그녀는 이 손바닥 치료법을 열심히 실행하여 피부가 거칠어지기 쉬운 겨울철을 무사하게 넘길 수가 있었고 이 일을 대단히 기뻐한 그녀는 친구들에게 손바닥 치료법을 가르침과 함께 "꼭 한번 진찰을 받아보라."고 열심히 권장했다고 한다.
 입의 보도도 업신여길 수 없는 것으로, 입에서 입으로 전달된 이 말은 겨울철의 젊은 여성 증가라는 결과를 가져온 것이다.
 거칠어진 피부의 원인은 신장의 호르몬조절이 잘 안되는 것과 피부라는 말초부분의 혈액순환이 침체되어 있는 두 가지를 들 수 있겠다. 따라서 거칠어진 피부를 고치는 손바닥의 경혈은 이 두 가지를 원활하게 하는 것이 된다.
 먼저 호르몬에 대해서는 손바닥의 새끼손가락 제1관절 위에 있는 신

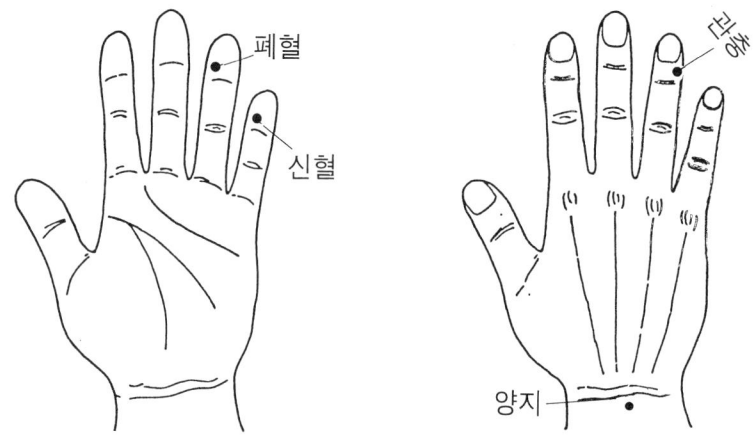

담배뜸질을 5초간격으로 5~10회 한다.

혈을 자극하는 것이 요점이다. 자극법에서 가장 효과가 큰 것은 담배뜸질로 뜨거워지면 떼고 5초정도 간격을 두면서 10~15회 되풀이한다.

다음은 피부의 혈액순환을 촉진하는 경혈인데 이것은 3개가 있으며 전부 피부의 에너지 대사를 관리하는 삼초경이란 경락에 관계하고 있다.

첫째는 손등에 있는 양지이며 이것이 말초의 혈액순환을 촉진한다. 둘째는 피부 그 자체에 직접 작용하는 손바닥의 약지손가락의 제1관절에 있는 폐혈이란 경혈이다. 그리고 마지막이 피부를 매끄럽게 한다는 마무리를 담당하는 약지손가락의 손톱뿌리 언저리에 있는 관충이다. 또한 자극법은 신혈과 완전히 같다.

25. 천식

⊙ 해천점에 담배뜸질을 3~5분간 한다.

　어느날 몇 개월이나 소식이 없던 한 환자가 아이의 손을 이끌고 창백한 얼굴로 찾아왔다. 그 사람은 내 얼굴을 보자마자 "이 아이의 발작을 어떻게 좀 해주세요."라는 것이었다. 잘 들어보니까 함께 데리고 온 국민학교 일학년인 아이가 소아천식이 있는데 심할 때는 하룻밤 내내 기침이 멎지 않아 간병하고 있는 자신이 견디기 어렵다는 것이었다.
　이와 같이 천식이라는 병은 본인은 물론 가족에게도 대단히 고통스러운 것이다. 나는 아이의 손을 끌고 찾아온 어버이의 마음을 잘 알 수 있었고 곧 발작정지의 손바닥 자극법을 가르쳐 주었다.
　손바닥에는 천식에 잘 듣는 경혈이 제법 많이 있다. 그러나 그 전부를 들면 약간 번잡해지므로 여기서는 3개로 줄여서 소개하겠다.
　우선 제일은 손바닥의 중지손가락과 약지손가락의 가랑이의 밑에 있는 해천점이다. 이 해천점은 천식의 특효경혈 중의 특효경혈이므로 발작이 일어났을 때는 먼저 이곳을 자극하여 주면 된다.
　자극법은 가정에서 할 경우 담배뜸질이 가장 좋으며 뜨겁다고 느끼면 떼고 조금 간격을 두었다가 다시 하면 된다. 이것을 3~5분간 계속하면 발작이 상당히 멎을 것이다.
　또한 손등의 검지손가락 뿌리부근에 있는 삼간이라는 경혈도 발작을 가라 앉히는데 효과적인 요점이다. 왜냐하면 이 삼간은 천식의 발작에

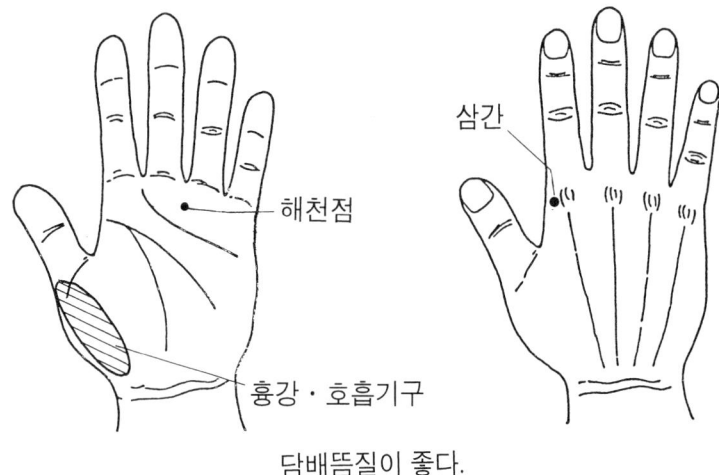

담배뜸질이 좋다.

서 가장 고통스러운 '기침'을 눌러주기 때문이다. 자극법은 해천점과 같이 담배뜸질을 하면 된다.

셋째 구역으로 '흉강·호흡기구'가 그것이다. 자극법은 이 구역 전체를 천천히 부드럽게 눌러 주무르는 방법을 하도록 한다. 또한 이 구역은 호흡기를 강하게 하는 데 효과가 있으므로 평상시에 이곳을 눌러 주물러 단련해주면 예방효과도 기대할 수 있을 것이다.

이와 같은 손바닥 치료법을 가르치고 수일 후 아이의 어버이로부터 발작이 제법 가벼워졌다는 연락이 있어 나도 안심했다.

26. 견비통

◉ **합곡을 강하게 눌러준다.**

 이전에 '견비통'의 평론가 이누가이미찌고 씨가 그의 미국생활중에 의사에게 견비통의 쓰라림을 호소했는데 의사에게 이것이 전연 이해 되지 않더라는 이야기를 들은 적이 있다.
 이것은 서양인에게는 견비통으로 괴로워하는 사람이 적다는 사실을 가리키는 것으로 반대로 말하면 동양인 만큼 견비통에 시달리고 있는 인종은 달리 없다는 것이 된다.
 보통 '견비통'이라 불러도 그 원인은 여러 가지로 팔이나 어깨를 지나치게 사용한 것에 기인 하는 것도 있고 정신적인 스트레스에 의한 것도 있다. 또 위장병이나 간장병등 배후에 내장의 병이 숨어 있는 것도 있으니까 원인불명의 견비통이 오랫동안 계속되는 것 같으면 한번 병원에서 정밀검사를 받는 편이 좋다.
 이 견비통 해소 특효 경혈은 엄지손가락과 검지손가락의 뿌리에 있는 합곡이다. 대개의 견비통은 이 합곡을 자극하면 단번에 낫는다. 자극법은 강자극으로 세게 주무르거나 꼬집기만 해도 좋다. 만성의 견비통의 경우에는 이곳에 담배뜸질을 하면 높은 효과가 있다.
 2, 3년쯤 전까지 지바 쪽에서 내가 사는 지역으로 야채를 행상하러 오는 60대의 여성이 있었다. 그녀는 매일 아침 몇십 킬로나 되는 야채 상자를 어깨에 메고 시내각지를 전전하는데 듣자니 거의 견비통 같은 것은 경험한 적이 없다는 것이다. 그래서 내가 그녀의 생활에 대해서

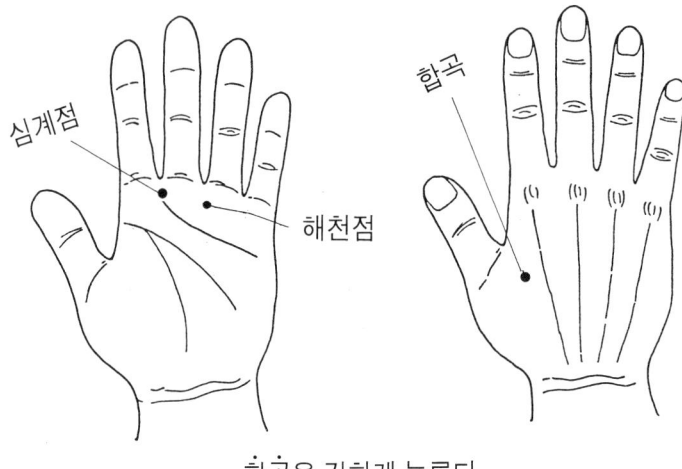

합곡을 강하게 누른다.

이것저것 물었더니 그녀는 아침에 집을 나서기 전에 반드시 한가족 7인의 세탁물을 손으로 빨고 온다는 것이었다. 손으로 세탁물을 비벼빨면 필연적으로 강하게 합곡이 자극되니까 어깨의 뻐근함도 풀릴 수밖에 없었던 것이다. 나는 그녀의 '견비통 불감증'의 비밀이 어쩐지 그녀의 이런 행동에 있다고 추측하였다.

이와 같이 합곡은 근육을 지나치게 사용해서 생기는 견비통에 큰 효과를 가져다주는 특효경혈이다. 견비통의 원인이 내장질환에 있는 경우는 다른 경혈을 자극하는 편이 효과적일 때도 있다.

예를 들자면 천식경향이거나 심장이 나쁜 사람의 견비통에는 검지손가락과 중지손가락의 뿌리 사이에 있는 심계점(心悸点), 또 생식기의 이상에서 오는 견비통에는 약지손가락과 새끼손가락의 뿌리 사이에 있는 해천점(咳喘点)이 유효하다. 어느 것이든 담배뜸질등으로 강자극을 가해주면 뻐근함이 썰물이 빠진것처럼 없어져서 기분도 상쾌해질 것이다.

27. 식욕부진

⊙ 「수심」, 「위·비·대장구」를 자극한다.

'인간은 먹는 일이 즐겁지 않으면 살아있다고 할 수 없다'는 말이 있다. 그러나 세상에는 식사가 고통으로밖에 생각되지 않는 사람, 곧 식욕부진을 호소하는 사람이 제법 있는 것 같다.

식욕부진은 위나 장의 소화흡수력이 저하하여 스트레스가 쌓여서 정신적으로 지쳐 있는 것이 원인이다. 그 중 최근에 젊은 여성이나 아이들등의 약년층(若年層)에 두드러지게 많은 것이 신경성 식욕부진, 소위 '거식증(拒食症)'이다.

어느 날 어머니에게 이끌려 나의 치료원에 찾아온 중학 2년생의 여자아이가 전형적인 '거식증' 증상을 보였다. 그녀의 경우는 같은 반 남자아이들로부터 '뚱뚱이 엉덩이가 크다.'라고 놀림받은 것이 원인이 되어 한때는 50Kg 넘던 체중이 40Kg 미만까지 떨어져 버린 것이다. 나는 한참동안 그녀의 손바닥을 마사지하면서 옛날에는 엉덩이의 크기가 훌륭한 어머니를 결정하는 중요한 조건이었다는 등의 대화를 하였다. 이렇게 저렇게 하는 동안에 처음에는 빵긋도 하지 않던 그녀도 긴장이 차츰 풀려서 나중에는 웃는 얼굴까지 보이게 된 것이다. 그리고 그녀는 그 후 식욕을 회복하고 현재에는 체중도 50Kg 가까이 이르고 있다.

이 예로도 알 수 있듯이 정신적 스트레스에 의해서 오는 식욕부진의 경우에는 그 스트레스의 원인을 찾아내고 그것을 제거하여 무거운 마음

158

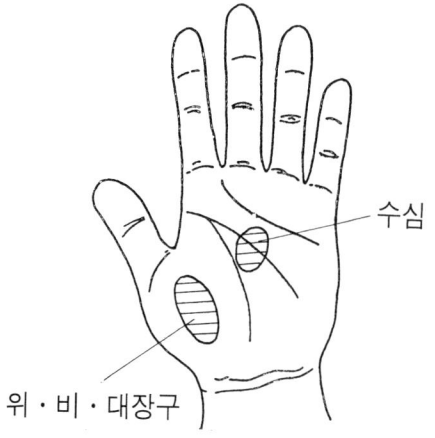

수심, 위·비·대장구를 약자극 한다.

을 해방시키는 일이 급선무이다. 그리고 그렇게 하기 위해서 크게 효과를 발휘하는 것이 손바닥 마사지이다.

　손바닥의 중앙에는 '수심'이라는 마음의 움직임과 밀접하게 연결되어 있는 구역이 있다. 따라서 이곳을 온화하게 문질러 주면 마음의 중압이 제거되어 정신적으로 해방되는 데에 상당한 효과를 얻게 되는 것이다. 강박관념이 걷히면 당연히 식욕도 증진하게 된다.

　또 위의 소화기 기능 저하에 의해서 나타나게 되는 식욕부진에는 엄지손가락의 바로 밑에 있는 '위·비·대장구'의 자극이 효과가 있다.

　이 구역은 이름과 같이 위나 장과 대단히 관계가 깊은 부위이므로 이곳에 약자극을 주면 소화기의 기능이 활발해지고 그에 따라 식욕도 증가한다.

28. 동계

⊙ 「심포구」를 문지르면 낫는다.

별로 격렬한 운동을 한 것도 아닌데 심장이 두근거려서 무엇인지 불안을 느끼며 한참 있으면 맥박이 점점 빨라져가서 심장부근이 죄어짜는 것처럼 아프고 식은땀이 나며 숨이 찬다.

이런 증상은 심신증(心身症)에 의한 동계(숨차기의 증상)이다. 숨차기의 원인은 신경성에 의한 것이 가장 많아 정신과 마음이 침해되기 쉬운 현대의 있어서 이것은 필연적인 '문명병'의 일종이라고 할 수 있다.

이러한 신경성의 숨차기 치료법은 마음에 관계하고 있는 심경, 심포경의 경혈, 구역을 자극하여 주는 것이 가장 유효하다. 특히 효과가 있는 것은 손바닥의 중앙에 있는 심포구이며 이곳을 장시간 부드럽게 자극해 주면 불안, 노여움, 초조가 사라지고 이윽고 숨차기도 수그러진다. 단, 어디까지나 완자극으로 하는 것이 중요하며 강한 자극을 주어서는 불안이나 초조를 충동질하는 것이 되므로 거듭 주의해야 한다. 또 '심포구' 이외에는 중지손가락의 중충, 새끼손가락의 소충, 손목의 신문의 경락자극이 숨차기 진정에 제법 효과가 있다.

수개월 전에 심장의 숨차기를 호소하며 나의 치료원을 찾은 어떤 중년 은행가의 치료 예를 소개하겠다.

그는 젊었을 때는 괜찮았는데 요 2, 3년 근무 중에 돈다발을 세면 불안에 사로잡히게 되고 심장이 마구 뛰는 것을 느낀다고 했다. 정신을

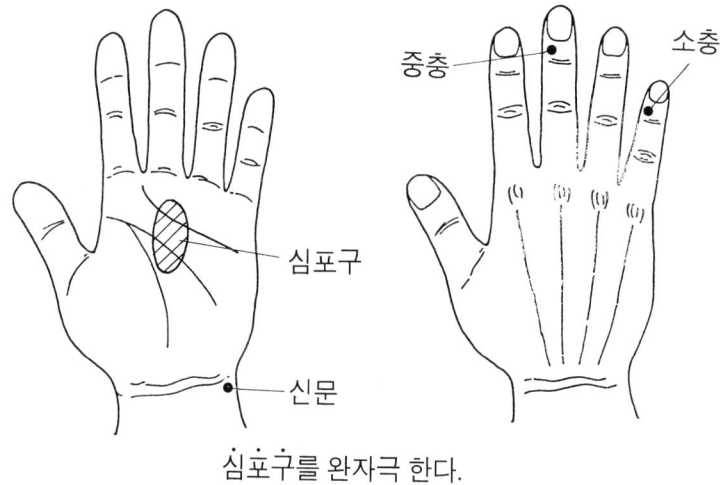

심포구를 완자극 한다.

어떻게든 안정시켜 보려 해도 초조해지고 실수만 속출할 뿐이어서 이런 상태로는 일을 할 수 없다고 궁리하다가 치료원의 문을 두들겼던 것이다.

　그래서 나는 그에게 침구의 전문치료를 시술한 뒤에 "매일 손바닥을 마사지하고 무엇인가 일에 관계 없는 취미를 가지세요." 라고 권하였다. 약 1개월 후 완전히 완치가 된 그가 하모니카를 시작하였다며 전화를 걸었는데 "하모니카를 불 때 손바닥의 중심이 악기로 자극되어서 기분이 좋아요."라며 웃었다.

29. 설사

⊙ 하리점을 누르면 해소된다.

긴자(일본의 거리이름)의 호스테스를 달래는 솜씨로는 더 나은 사람이 없다는 평판의 가와가미 소꾼 씨가 알콜의 과음으로 오래전부터 만성적인 설사에 시달리고 있다는 이야기를 수필로 읽은 적이 있었다. 이 지병 때문에 그는 외출길의 도중에 어딘가에서 변의가 일어나도 걱정없도록 호텔이나 백화점에 있는 화장실 위치는 지도를 그릴 수 있을 만큼 숙지하고 있다는 것이다. 그것도 종업원 전용의 화장실에까지 조사가 이르러 있다고 하니까 그 용의주도함에는 머리가 수그러진다.

화장실의 위치를 익히는 것도 좋지만 설사로 괴로와하고 있는 사람은 경락을 자극하는 것만으로 재빨리 설사를 멎게할 수 있는 손바닥 건강법을 익혀두면 만일의 경우에 크게 힘을 발휘하여 줄 것이다.

보통 설사는 장의 소화흡수가 나쁘고 먹은 것이 내부에서 이상발효하기 때문에 일어난다. 따라서 설사를 정지시키기 위해서는 장의 소화흡수 능력을 신속하게 높여 줄 필요가 있다.

여기에 잘 듣는 것은 손등의 '흉복구' 내에 있는 '하리점'이란 특효 경혈이다.

이 하리점은 특효 중의 특효 경혈로 '위험하다'라고 생각했을 때 이것을 손가락으로 누르고 빙빙 돌려 주물러 주면 곧바로 변의는 멎는다. 물론 숙취로 설사가 심한 경우에도 이 요법을 쓰면 증상이 훨씬 가벼워지고 멎음도 빨라지는 것이다.

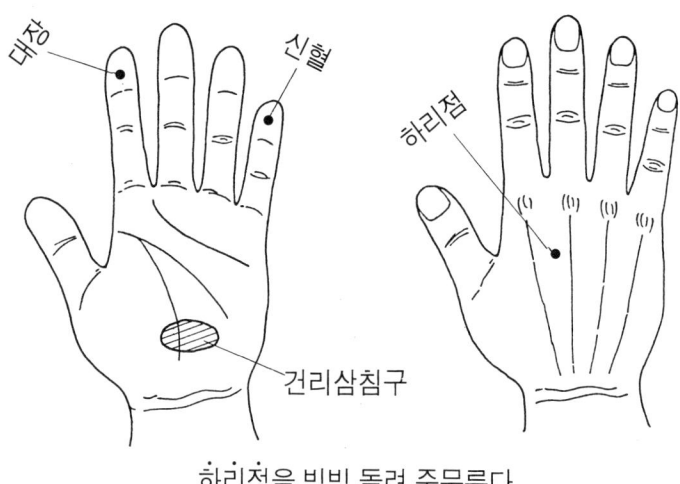

하리점을 빙빙 돌려 주무른다.

그 외에도 설사에 잘 듣는 경혈을 들면 손바닥의 검지손가락의 제1관절 위에 있는 '대장'과 새끼손가락의 제1관절 위에 있는 '신혈'의 두 곳이다.

대장은 대장경의 경락 위에 있고 그 이름이 가리키는 것처럼 대장의 기능에 관계하는 경혈이다. 또 신혈은 소장경의 경락의 위 경혈로 소장의 혈액순환을 촉진하고 기능을 활발하게 한다. 자극법은 손가락으로 누르거나 담배뜸질을 하는 것이 효과적이다. 다음 구역으로는 손바닥에 있는 '건리삼침구'가 지사에는 잘 듣는다.

이 구역 전체를 잘 눌러 주물러 주면 장의 활동이 촉진되고 소화흡수 기능이 높아지는 것이다.

설사는 아주 귀찮은 증상으로 참는 데에도 한도가 있기 때문에 설사 신호가 오면 하리점을 위시한 경락을 바로 자극하여 주면 된다.

30. 불면증

⊙ 심포경을 부드럽게 주무르면 잠이 잘 온다.

　수많은 고문 중에서 가장 효과가 큰 것이 사람을 못 자게 하는 것이라고 한다.
　잠을 못 자는 것이 인간에게 있어 얼마나 고통스러운 것인가를 나타내는 것이다. 그리고 내가 보는 바 현대인은 스스로 자기 몸에 이러한 고문을 가하고 있는 일이 많은 듯하다.
　최근 이와 같은 고문의 '성과'를 전신에 나타낸 환자가 찾아왔다. 그 사람은 카바레에 근무하고 있는 여성으로 내가 진찰했을 때에는 내장거의가 흔들흔들한 상태였으며 원인은 '불면'이었다.
　그녀는 형편상 낮과 밤이 반대가 된 생활을 여러 해 계속해왔으며 여름에는 추울 정도의 냉방, 겨울에는 델 것 같은 난방의 직장환경으로 몸은 최악이었다. 물장사를 오래하고 있는 인간의 예에 빠지지 않고 그녀는 어느 사이에 불면에 시달리게 되었다. 그리고 지금은 수면제의 덕을 입지 않고는 잠자리에 들 수 없다고 호소해왔다.
　원래 인간의 몸은 자율신경의 기능으로 낮에 활동하고 밤에 자도록 되어 있다. 더욱 상세하게 이야기하면 낮에는 교감신경이 위장을 위시한 내장제기관의 활동을 재촉하고 밤에는 부교감신경이 에너지를 축적하듯이 몸을 솜씨있게 컨트롤하고 있는 것이다.
　그런데 자야할 밤에 혹사하거나 활동 시간인 낮에 활발히 움직이지 않으면 교감신경과 부교감신경이 서로의 영역을 침범하여 이윽고 몸을

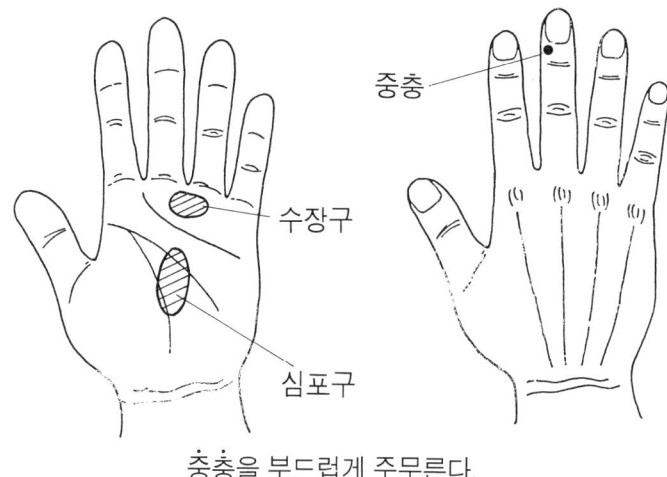

충충을 부드럽게 주무른다.

흐르는 에너지의 조화가 무너져 버리는 것이다. 불면은 부교감신경의 영역에 교감신경이 침범해 오기 때문에 일어나는 증상이다.

불면의 근원을 더듬으면 스트레스가 커다란 원인이 되곤 하는데, 곧 자야할 때 자지 않으면 신경이 타격을 입게 되므로 스트레스가 높아지는 것은 당연하겠다.

이런 불면증 치료의 요점은 손의 중지손가락을 지나는 심포경의 경락 선상이 된다. 그 중에서도 특히 '심포구' '수장구'의 두 구역과 중지손가락의 손톱 뿌리 언저리에 있는 '중충'에 효력이 있으니 손가락을 사용해서 부드럽게 주물러주면 된다.

31. 몸이 나른하고 힘이 빠질 때

◉ 중저에 담배뜸질을 하면 좋아진다.

'여름을 탄다'라는 말은 바야흐로 사서에도 들어 있을 정도로 보편적인 것이 되었다. 그러나 '탄다'라는 것은 여름뿐만 아니라 '봄을 탐' '가을을 탐' '겨울을 탐'이라며 사계절의 구별 없이 우리들 몸에 덤벼드는 것이다.

작년 겨울에 아직 30전인데도 불구하고 보기에도 '지쳤구나'라고 느껴지는 모습의 청년이 나의 치료원에 찾아 왔다.

그 사람은 급성장을 하는 어느 외식기업의 교회식당에서 지배인으로 근무하고 있었다. 그 나이에 한 점포를 맡고 있는 것으로 봐서 상당한 '노력가'일거라고 막연히 생각했는데 그의 맹열함은 내 상상을 훨씬 넘어 1년 전에 지배인으로 발탁된 이래 휴일은 겨우 3일뿐이라는 것이었다. 아무리 젊다해도 이래서는 지쳐버리지 않는 것이 이상한 일이었다.

이렇게 무리하여 최근에는 잠자리에 들어도 겨우 1, 2시간이면 흠뻑 식은땀을 흘리고는 잠을 깬다는 것이었다.

'탄다'가 주는 전형적인 증상은 전신의 권태감, 곧 '나른함' 바로 그것이다. 이 나른함은 나의 치료원에 찾아온 청년처럼 식은땀을 동반하는 일이 종종 있다. 경험한 사람이면 알겠지만 식은땀이란 대단히 피로하다. 따라서 이것이 습관화되면 수면이 나른함을 제거하는 역할을 충분히 못하는 것이다.

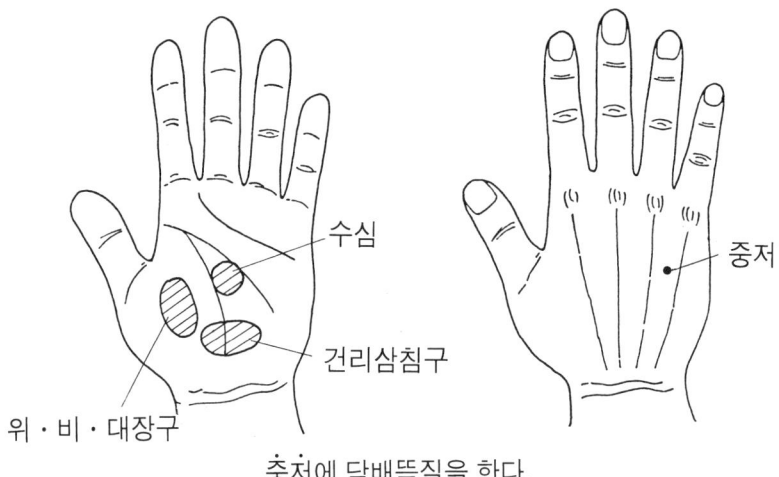

충처에 담배뜸질을 한다.

　식은땀을 수반하는 전신권태의 경우 먼저 이것을 제거하는 것이 나른함에서 탈출하는 지름길이 된다. 이때 가장 효과있는 것이 손등에 있는 중저의 담배뜸질인 것이다. 잠자리에 들기 전에 한회 한회 간격을 띄어 7, 8회 천천히 자극해 주면 식은땀을 흘리는 일도 없이 깊이 잘 수가 있다.

　곧잘 심신이 함께 지쳐버렸다는 등의 말을 하는데 이것도 나른함이 원인이 되는 경우가 많다. 이 경우의 '마음'은 스트레스로 한편의 '몸'은 내장의 쇠약을 가리키고 있는 것이다.

　그러므로 손바닥을 자극할 때에는 흥분된 신경을 진정시키는 데에 효과가 있는 수심과 내장의 기능을 활발화시키는 '위·비·대장구' '건리삼침구'의 3구역을 눌러 주무름을 되풀이한다.

32. 두통

⊙ 「심혈」, 「대능」을 자극하면 상쾌해 진다.

　오랫동안 가난한 생활을 보냈던 어느 유명한 작가는 "세상에서 가장 치근치근한 것은 두통과 빚쟁이다."라는 말을 했는데 나를 찾아오는 환자도 이러한 치근치근한 두통에 오랫동안 괴롭힘을 받아온 사람이 있다. 이 사람은 62세가 되는 주부로 10년 가까이나 만성적인 두통에 괴로워하고 그 사이 몇 사람의 의사에게 치료를 받았으나 낫지 않아 드디어 최후 방법으로 지푸라기라도 잡는 심경으로 내 치료원에 찾아온 것이다.
　그래서 나는 그녀의 손바닥의 어느 부분을 중심으로한 침치료를 하였더니 그때까지 그녀를 계속 괴롭혔던 두통이 금세 사라졌다. 그 이후 그녀에게는 이전과 같은 두통이 전혀 일어나지 않았다고 한다.
　내가 그녀에게 시술한 치료의 요점은 중지손가락의 제1관절에 있는 심혈과 손목 중앙에 있는 대능이며 이것은 심포경의 경락 위에 있는 경혈이다. 두통이란 혈관의 경련이 원인이 되어 일으켜지는 것으로 이것은 혈관을 지배하고 있는 심장의 기능이상을 의미하는 것이다. 따라서 마음의 움직임과 관계하고 있는 심포경의 경혈을 자극해 주면 심장의 기능이 정상이 되고 두통이 멎는 것이다.
　이 심혈과 대능은 두통의 특효 경혈로 모든 종류의 두통에 효과를 발휘하는데 일반인이 이들의 경혈을 자극하는 경우에는 침 대신에 이쑤시

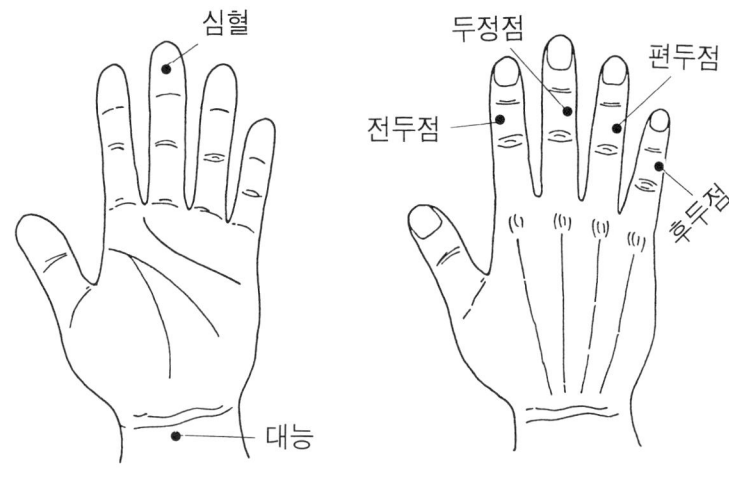

이쑤시개로 심혈을 찌른다.

개나 머리핀을 이용하면 좋다. 자극방법은 뾰죽한 쪽으로 피가 나올 정도로 강하게 경락을 찌른다. 이러한 자극을 몇 번인가 되풀이하면 점차 두통이 멎고 머리가 상쾌해져옴을 느낄 수 있다.

또 두통에는 아픈 장소 아픈 형편에 따라 여러 가지 유형이 있으므로 그에 적합한 경혈자극의 방법도 있다. 먼저 머리 전체가 아플 때에는 전두점, 머리 꼭대기의 아픔에는 두정점, 후두부의 아픔에는 후두점, 편두통이 있을 때는 편두점, 폭음, 폭식이나 숙취에 의한 아픔에는 전두점이 그 효과적인 경혈이다.

이들의 경혈자극을 실행하면 대부분의 두통이 거짓말처럼 해소되는데 만일 효과가 나타나지 않을 경우에는 뇌에 무엇인가 이상이 있다고 생각되니 더 늦기 전에 정밀검사를 받는 것이 필요하다.

33. 초조불안

◉ 중충, 소충을 잘 주무르면 좋아진다.

　지금 세상에는 화가 나는 일뿐이고 현대인은 무엇인가에 대해 초조하기 쉬운 경향에 처해있다. 전에 술집에서의 사소한 말다툼이 실마리가 되어 몹시 흥분한 세일즈맨이 상대방을 우산으로 찔러죽이는 뒤숭숭한 사건이 있었는데 이것은 현대인의 이상한 초조감의 양상을 나타내는 전형적인 예라고 할 수 있다.
　초조함이란 정신적인 스트레스가 쌓여서 욕구불만이 된 상태를 말한다. 이러한 상태가 계속되면 정신위생상 지극히 좋지 않을 뿐 아니라 위궤양을 위시해서 심장병, 고혈압 등 많은 성인병의 시발점이 된다. 그러므로 초조함을 눌러서 언제나 마음을 풀어 두는 것이 필요하다.
　초조함을 누른 특효 경락은 손가락 끝에 있다. 중지손가락의 손톱뿌리 언저리에 있는 중충과 새끼손가락의 손톱뿌리 언저리에 있는 소충이 그것으로 이것들은 각각 심포경, 심경의 정혈이 되고 있다. 심포경, 심경은 그 어느 것이나 마음의 움직임을 컨트롤하는 경락이므로 이들의 가장 중요한 경혈인 중충, 소충을 잘 자극하면 자연히 초조함도 사라지고 상쾌한 기분이 된다.
　자극의 방법은 이들 경혈을 양쪽에서 손가락으로 끼우고 강약을 붙여서 빙빙돌리며 눌러 주무른다. 좌우 어떤 쪽인가의 손가락이 더 아플 경우에는 아픔이 강한 쪽을 중점적으로 주무르면 좋다.

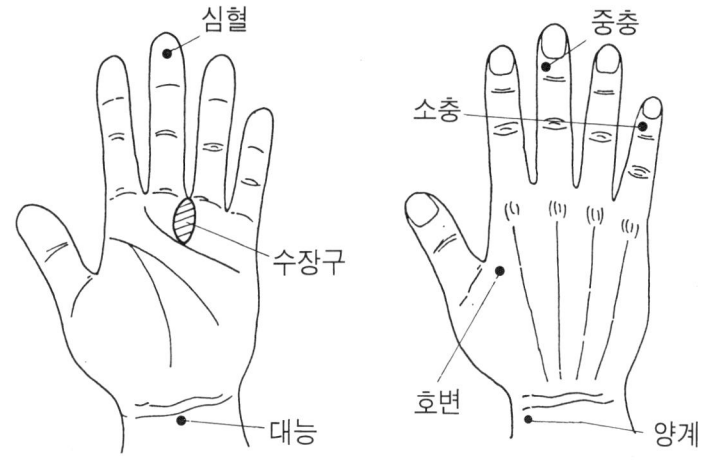

강약을 붙여서 아픈 곳을 찾아 주무른다.

　초조함을 가라앉히기 위해서는 이 중충, 소충의 경혈자극 이외에도 수장구(手掌區), 심혈, 대능, 호변(虎邊) 또는 양계 등의 구역 경혈을 자극하는 것도 제법 효과적이다. 호변은 간질의 특효경혈이니까 이것도 함께 익혀두면 편리하다.
　전에 어느 유명한 탤런트에게 이 손가락 끝의 경혈자극을 전수하였더니 그는 수면부족으로 초조해서 사람과 충돌할 것 같은 기분이 들면 아무도 없는 곳에 가서 중지손가락과 새끼손가락을 꽉 거머쥐고 있었다고 한다. 이것으로 대개의 초조함은 바로 안정되는데 그래도 분이 가라앉지 않을 경우에는 그것은 정당한 노여움이기 때문이라고 자기 자신에게 이르고는 상대방과 대판 싸움을 벌인다고 한다. 여러분도 초조할 때는 손가락끝을 주무르면 쉽게 초조감에서 탈출할 수가 있을 것이다.

34. 저혈압

⊙ 심경, 심포경, 삼초경을 자극하면 좋아진다.

　내 책을 담당하고 있는 편집자 중에는 약간 색다른 동기로 현재의 직업을 선택한 사람이 있다. 그 동기라는 것은 '저혈압'이다.
　편집자의 일이란 것은 매우 시간이 불규칙하며 경우에 따라서는 며칠이나 철야를 계속하기도 하고 어떤 날은 오전 중에는 출근하지 않기도 한다. 그렇기 때문에 저혈압으로 아침에는 약하고 반대로 밤에는 강한 그 편집자에 있어서는 이 직업은 아주 적당한 것이라 할 수 있다.
　그러나 이 저혈압도 방치해 두면 몸에 악영향을 미치게 됨은 잘 알고 있을 것이다.
　일반적으로 저혈압인 사람의 혈관은 지나치게 부드러워 수축이 제대로 되지 않고 혈액의 흐름이 막히기 쉽다. 그 때문에 모세혈관의 구석구석까지 혈액이 골고루 미치지 못하고 수족의 냉증등에 시달리게 되는 것이다.
　다만 수족의 냉증정도라면 피해도 그다지 크지 않다. 걱정인 것은 내장기관과 뇌에 주는 영향 때문이다. 심장은 물론 위장, 간장, 신장 등 모든 내장은 혈액이 운반해 오는 산소에 의해서 기능을 발휘하고 있다.
　이렇게 되면 저혈압인 사람의 내장은 항상 산소결핍상태가 되어 기능장해를 일으킬 위험도 크다 할 수 있다. 저혈압에서 오는 피로감등은 이러한 장해의 전형이라고 할 수도 있다.

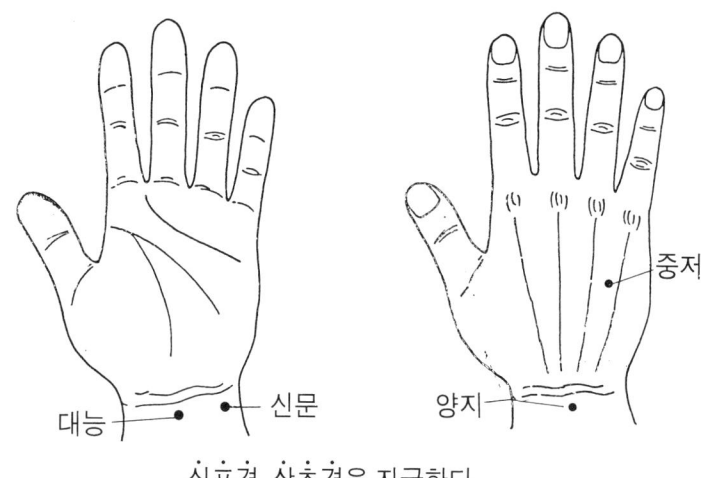

심포경, 삼초경을 자극한다.

뇌에 대해서도 마찬가지이다. 예를 들자면 저혈압인 사람이 갑자기 일어섰을 때의 현기증은 뇌의 산소결핍이 원인이 되어 발생하는 증상이다.

이상과 같은 것에서 저혈압인 사람은 항상 혈액순환의 촉진을 마음에 둘 필요가 있다.

혈액순환의 중심은 물론 심장이다. 따라서 손바닥을 자극할 때는 심장과 관계가 깊은 심경, 심포경, 거기에 심포경과 연결되어 있는 삼초경의 경혈이 중심이 된다.

구체적으로 손바닥 쪽의 손목에 있는 신문(神門), 대능(大陵), 손등 쪽의 손목에 있는 양지(陽池)와 약지손가락과 새끼손가락의 가랑이에서 조금 밑으로 내려온 지점에 있는 중저가 잘 듣는 경혈이다.

35. 냉증

⊙ 양지를 천천히 주무른다.

　어떤 통계에 의하면 여성 중 놀랍게도 54%가 냉증으로 괴롭힘을 받고 있다 한다.
　두 사람이 있으면 그의 어느 쪽인가 한쪽은 냉증이라는 것이니 이것은 대단한 숫자라고 아니 할 수 없다. 나의 치료원에도 가을에서 겨울에 걸쳐 손, 발, 허리가 냉해서 괴롭다고 호소하는 여성환자가 대거 밀려온다.
　작년 가을에 '냉증' 증후군의 환자가 있었다. 1년 내내 중앙선 (철도선의 이름)의 어떤 역전 매장에서 일을 하는데 매년 겨울이 되면 심한 냉증에 시달려 겨울에는 털실양말을 두 장이나 겹쳐 신고 다리에는 모포를 감고 있어도 냉증은 조금도 가라앉지 않는다며 "이제는 금년 겨울은 넘겨질 것 같지 않아 이 일도 그만두고 싶으나 내가 아니면 복권을 살 생각이 나지 않는다는 손님도 있어서······." 라며 몹시 곤궁해서 나에게 치료를 받고자 온 것이었다.
　그래서 나는 그녀에게 길거리에서도 곧 따뜻해지는 냉증해소의 특효 경혈을 전수했다.
　그 경혈은 양지라고 하여 손등 쪽 손목의 약간 새끼손가락 가까이에 있는데 전신의 혈액순환이나 호르몬의 분비를 지배하는 중요한 경혈이다. 그러므로 이곳을 자극하여 주면 전신의 구석구석에까지 혈액이 충분히 퍼지고 호르몬의 균형이 잡혀 몸이 심지로부터 따뜻해져서 냉증은

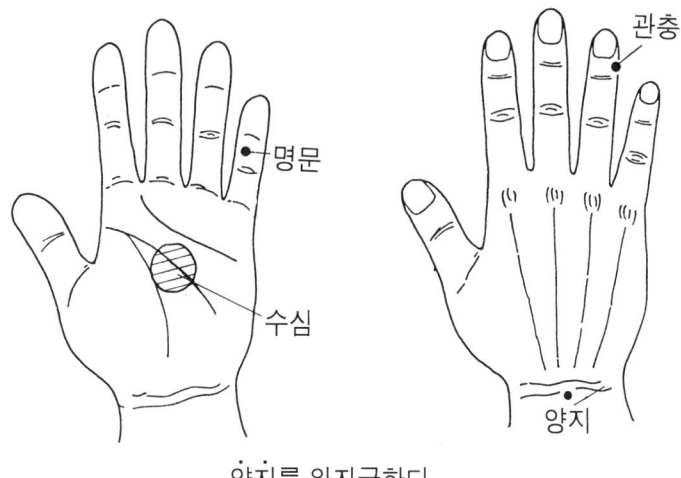

양지를 완자극한다.

해소되는 것이다.

양지의 자극은 완자극으로 시간을 써서 천천히 눌러 주무르는 것이 가장 효과적인데 길거리에서 하는 경우에는 다음과 같이 하면 좋다.

반대쪽 손의 중지손가락이 양지에 닿도록 손목을 잡고 팔 전체를 앞뒤로 흔들도록 한다. 이렇게 하면 팔을 움직였을 때 자연적인 힘이 중지손가락을 통하여 양지에 전해지고 새삼 주무르거나 누르지 않아도 저절로 양지의 경혈이 마사지된다.

냉증을 해소하는 경혈은 이 양지 이외에도 관충, 명문 또는 구역으로 '수심'을 들 수 있는데 이것들을 합해서 자극하면 더욱 높은 효과를 볼 수 있다.

36. 치통

⊙ 간혈, 신혈, 치통점을 자극한다.

고대 이집트의 미이라에 대해서 재미있는 기사를 읽은 적이 있다. 그것은 미이라의 이에 충치 치료의 흔적이 있었다는 것이다. 그때의 사람들도 충치에는 제법 시달린 듯하다. 이집트인은 손바닥 치료법을 모르고 있었지만 만약 알고 있었다면 아픔을 겪지 않아도 될 뻔했다고 그 기사를 읽고 생각했었다.

보통 '치통'이라고 말해도 그 아픈 장소에 따라 몇 종류로 나뉘어진다. 먼저 이집트인을 괴롭혔던 것은 소위 충치였다.

이것은 정식으로는 치수염(齒髓炎)이라고 하여 이의 에나멜질이나 법랑질에 세균이 침범하여 녹아, 신경이 염증을 일으키고 있는 상태를 가리킨다. 이 치수염의 통증에는 손바닥 쪽 새끼손가락의 제1관절에 있는 신혈이라는 경혈이 대단히 잘 듣는다. 밤중에 이가 갑자기 아파오면 이쑤시개다발로 이 신혈을 벌겋게 부을 정도로 찔러주도록 한다.

다음에는 이 점막의 통증과 이를 지탱하는 치육(齒肉)의 아픔에 듣는 경혈을 소개하겠다.

이의 점막의 통증에 대해서는 손등 쪽 엄지손가락과 검지손가락의 가랑이의 밑에 있는 합곡이 특효경혈이다. 또 치육의 염증에 의한 통증에 큰 효과가 있는 경혈은 손바닥 쪽에 있다. 중지손가락과 약지손가락 가랑이의 밑 감정선의 바로 위 부근에 있는 치통점이 그것이다.

이 두 경혈에 대한 자극법은 치수염의 통증을 부드럽게 하는 법과 완

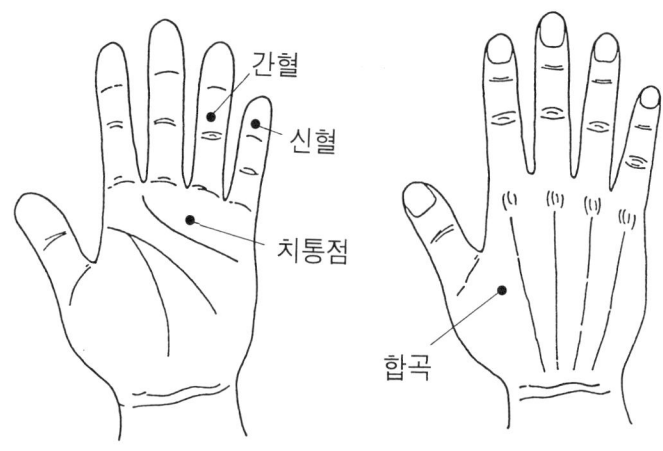

부드럽게 자극한다.

전히 같다. 세번째는 설령 '치과의사'라고 해도 손 쓸 방법이 없다는 이의 표면의 통증이다. 겨울같은 추운계절에 이에 찬바람이 닿기라도 하면 날카로운 통증에 고통을 겪는 일이 있다. 이것의 원인을 확실히 알 수는 없으나 손바닥 치료법을 사용하면 아픔을 멎게 하는 것이 가능하다. 여기에 잘 듣는 경혈은 손바닥 쪽 약지손가락의 제2관절 위에 있는 간혈로 이것을 역시 강하게 자극한다.

　동양의학에서는 이에 관한 통증을 신장의 이상에 의한 것으로 되어있으니 효과있는 경혈은 전부 신경 및 신장에 관계하는 것뿐이다. 따라서 많은 현대인이 시달리고 있는 치조농루(齒槽膿漏)의 손바닥 특효경혈은 신혈이다.

37. 잠을 잘 못자서 생기는 접질림

◉ 소택, 경·인구에 담배뜸질을 하면 낫는다.

아침의 통근전철을 타면 먼저 눈에 띄는 것이 정말로 괴로운듯이 목을 크게 돌리고 있는 사람이나 후두부에서 어깨에 걸치는 일대를 줄곧 주먹으로 두들기고 있는 사람이다. 이러한 동작은 십중팔구 잠을 잘못 자서 목덜미에 아픔을 느끼고 있는 것이다.

이런 종류의 접질림은 무리한 자세로 잠을 자서 목 주위가 뻐근한 상태인데 이것은 냉방기의 찬바람을 갑자기 쏘여서 생기는 일도 있다. 이러한 근육이나 힘줄의 병을 방치해 두면 시간이 지나면 지날수록 굳어져서 움직이지 않게 된다. 그러므로 치료는 빨리하는 것이 중요하다.

이 접질림의 특효경혈은 새끼손가락의 손톱뿌리 언저리에 있는 소택과 중지손가락의 손등 쪽 뿌리에 있는 '경·인구' 내의 경정점(頸頂点)이다. 목에서 어깨로 이어지는 일대에는 소장경이 뻗어 있으므로 그 정혈인 소택의 자극은 목덜미의 근육이상을 완화하는 데 대단히 효과가 있고, 또 경·인구는 모든 종류의 목의 접질림에 뛰어난 효력을 갖는 특효구역인 것이다.

자극의 방법은 어느 쪽도 머리핀, 이쑤시개 또는 담배뜸질 등의 강한 자극이 적당하다. 또한 경·인구에는 그 부분에 반창고로 쌀알을 붙여 두는 것도 유효하다.

같은 접질림이라도 비교적 경증이면 폐혈, 간혈 등의 삼초경의 경혈

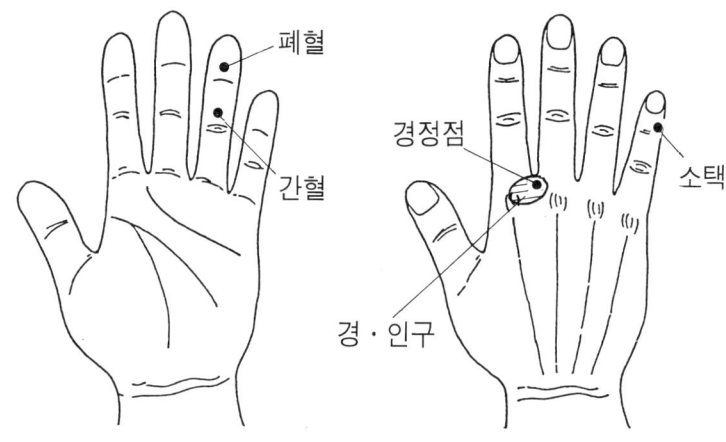

담배뜸질이나 강한 자극을 준다.

의 자극이 효과적이고 이들 경혈을 머리핀으로 몇 번 찌르던가 담배뜸질을 3∼7회하면 목의 아픔은 곧 사라져 없어질 것이다.

　어느 날 목이 뒤로 돌려지지 않고 무리하게 돌리려고 하면 쿡하고 맹열한 아픔이 있다는 제법 중증의 접질림을 호소해온 환자가 있었는데 나는 그에게 경·인구의 쌀알자극을 적극 권했다. 그랬더니 후일 전화가 걸려와서 "접질림은 물론이고 상당한 줄담배로 언제나 목구멍의 염증에 시달려 왔었는데 쌀알로 손등을 자극한 이래 그쪽도 완전히 나았습니다. 정말 마법의 자극입니다." 라는 말을 하였다.

　이와 같이 경·인구의 자극은 목구멍의 염증을 방지하는 효과도 있는데 이것도 기억해 두면 만약의 경우에 반드시 유용할 것이다.

제4부
발바닥을 두드려서 눈의 피로를 푼다.

1. 눈을 스스로 보호해야 된다.

하루 아침에 시력이 급격히 저하됐다거나 눈이 너무 피로하다는 호소를 하는 사람이 늘고 있다.

특히 최근들어 두드러지는 것은 청소년들의 근시와 안정피로이다. 입시지옥 속에서 책과 씨름하는 고교생, 불황기에 용케도 취직을 해 밤늦도록 회사에 남아 눈을 혹사시키는 사회 초년생, 이들이 시력저하를 호소하고 있다.

피로가 쌓이고 쌓여 눈을 쉬게 해도 피로가 잘 풀리지 않아 사물을 확연히 알아보기 힘들게 되고, 또 조금 떨어진 곳을 볼 때는 눈을 가늘게 떠, 찡그리는 인상을 짓는다.

점점 머리가 무거워지고 목과 어깨가 결리며 업무나 공부, 일상생활에서 능률이 저하된다. 그리고 심한 경우에는 피로로만 그치지 않고 변비와 설사를 반복하는 증상도 나타난다.

중·고생뿐 아니라 요즘은 국민학생 중에도 안경을 끼고 다니는 학생이 늘어남은 우리가 주지해야 할 사항이다. 확실히 현대를 사는 우리들은 물질문명의 발달에 힘입어 몸을 움직일 기회가 적어진 반면 눈의 사용은 오히려 급격히 증가했다.

예를 들면 걷거나 자전거를 이용했던 사람이 오토바이나 자동차를 사용하게 되면 몸의 운동량은 감소하는 반면 눈만은 이전보다 훨씬 많이 사용하게 된다.

텔레비전, 실내의 색채, 도시의 환경이 사람들의 눈을 약하게 하는데 박차를 가하고 있는 실정이다. 텔레비전이 보급되지 않았던 시대에는

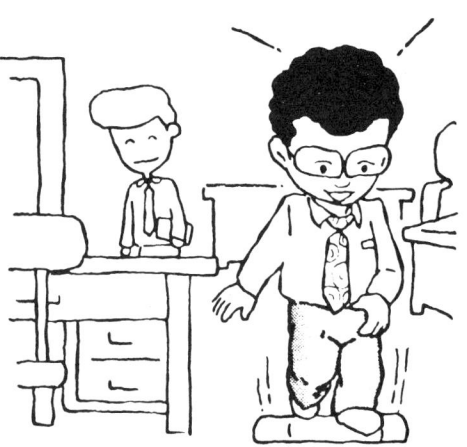

지나친 TV시청에 의한 안정피로는 일어날 수가 없었다.
그리고 현대의 실내장식은 예와 틀려서 원색이 많이 사용되어 눈의 피로와 시력저하를 가속시키고 있다.
집 밖을 나가면 산림이 우거진 산과 거리를 볼 수 있었던 시대에는 눈이 휴식을 취할 수 있는 색채가 있었다. 그러나 지금을 달라졌.
현대는 눈을 혹사시킬 수밖에 없는 시대라고 할 수 있다. 눈을 나쁘게 하는 요인이 도처에 깔려있는 시대에 사는 현대인은 일상생활 중 자신의 눈을 자신이 지키려는 강한 의지가 필요하다.

2. 간장 활동이 활발하면 눈이 좋아진다.

강한 의지만 갖고 있다고 해서 눈의 피로가 저절로 풀릴까, 그렇지 않다. 눈의 피로를 풀어 주는 방법은 여러 가지가 있겠으나 그 중 가장 효과있는 발바닥 두드리기를 설명하겠다. 이 방법은 병원을 다닐 만큼 한가하지도, 경제적으로도 여유가 있지 못한 사람에게 알맞는 방법이다.
눈의 피로를 풀기 위해서는 먼저 발바닥 전체를 구석구석까지 주먹으로 두드린다. 그다지 강하지 않게, 발바닥이 기분좋게 느껴질 정도의 힘으로 한다. 발바닥이 화끈하고 따뜻하다고 느낄 때까지 계속 두드린다. 10분 정도 하면 왼쪽, 오른쪽 발 모두를 두드릴 수 있다.
발바닥을 구석구석까지 빠짐없이 두드리는 자극에는 전신의 혈행을 좋게 하고, 특히 목 윗부분의 충혈된 상태를 개선하는데 효과가 크다. 머리의 충혈이 해소되면 눈의 피로도 풀리게 된다.
발바닥을 빠짐없이 두드린 다음에 집중적으로 두드려야 할 곳이 두 군데 있다.

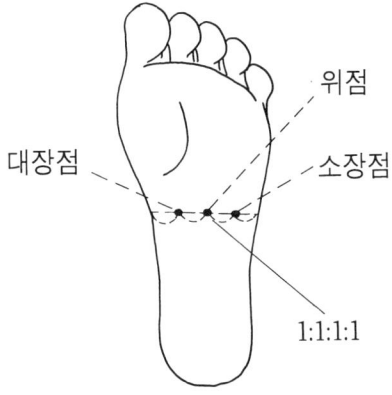

한 군데는 발바닥의 두번째 발가락과 세번째 발가락의 죽지(서로 이어져 있는 관절의 부분) 사이이다. 눈이 피로한 사람은 이곳을 누르면 통증을 느낀다.

또 한 군데는 발바닥 중앙 부근에 있는 장심이다. 장심을 두드리는 자극에는 간장이나 신장의 활동을 활발히 하는 효과가 있다. 동양의학에서는 눈과 간장 사이에는 밀접한 관계가 있다. 간장의 활동을 활발하게 하여 눈의 피로를 푸는 효과를 높일 수 있다.

이 두 군데를 두드렸으면 손에 있는 합곡의 경혈을 지압한다. 합곡은 손등을 위로 향하게 해 엄지손가락 뿌리에서 손목을 향하고 있는 뼈와 집게손가락에서 손목으로 향하고 있는 뼈가 만나는 부위에 있다.

합곡은 머리의 혈액순환을 좋게 해 눈의 활동에 도움을 주는 경혈로 지압을 하고 있으면 눈이 편해진다. 한 손의 합곡을 다른 손의 엄지손가락으로 눌렀다가 뗐다가 하는 자극을 1분씩 반복한다.

이 일련의 자극을 될 수 있으면 아침과 저녁에 두 번씩하면서 하루하루를 보내면 눈의 피로 해소뿐만이 아니라 눈의 피로가 일어나지 않는다.

제 1 장
발바닥을 부드럽게 하면 무릎통증이 사라진다.

1. 발바닥이 딱딱하면 좋지 않다.

발바닥의 유연성 여부는 그 사람의 건강상태와 밀접한 연관을 맺고 있다. 발바닥 근육이 유연성을 잃고 딱딱해진 사람은 무릎의 관절이 약해지거나 통증을 호소한다.

무릎·발목·무릎관절에 이상이 있는 사람은 발바닥을 시험삼아 보라. 반드시 근육이 딱딱하게 굳어 있음을 알 수 있을 것이다. 발바닥 근육이 딱딱한 것과 무릎관절의 장애와는 어떤 관계가 있을까.

사람이 두 다리로 걸어 발이 지면에 닿을 때는 먼저 뒤꿈치부터 닿는다. 뒤꿈치 다음에는 발의 바깥쪽(오른쪽 발이면 오른쪽, 왼쪽 발이면 왼쪽), 그리고는 새끼발가락에서 엄지발가락까지 땅에 닿게 된다. 일단 한쪽 발로 체중을 지탱한 후 땅에서 뗄 때에는 발뒤꿈치가 먼저 떼어지고, 마지막으로 발가락으로 땅을 차면서 다시 앞으로 옮긴다. 이것을 반복하는 게 걷는 것이다. 이 때 발바닥의 역할은 무거운 체중이 직접적으로 무릎이나 발목에 가해지지 않도록 충격을 흡수하는 것이다. 결국 발바닥 근육이 먼저 쿠션 역할을 하게 되고 그 다음에는 장심을 이루고 있는 아치형태의 뼈가 적당한 역할을 한다.

그런데 발바닥 근육이 딱딱하면 근육 자체가 쿠션 역할을 다하지 못할 뿐 아니라 아치형태의 뼈가 잘 휘어지지 않게 된다. 이렇게 되면 걸을 때 체중이 가해진 힘이 직접 무릎과 발목에 영향을 주어 무릎등의 관절을 아프게 하는 것이다.

2. 발바닥 자극법의 효과

발바닥 근육을 유연하게 해 무릎과 발목의 관절통증을 개선하고 예방하는 발바닥 두드리기의 방법과 그 효과를 높이기 위한 자극 방법은 무엇일까.

① 주먹으로 두드린다.

주먹을 꼭 쥐고 발바닥 전체를 톡톡 두드린다. 너무 많이 걸어 피로할 때 이것을 해주면 특히 기분이 좋아진다. 오랜시간 너무 강하게 두드리지 말고 한쪽 발을 2분 정도 두드린다. 굳이 주먹이 아니더라도 상관없다.

② 손가락으로 지압한다.

발바닥 좌우의 양쪽 옆에서 발등에 걸쳐 각각 양손의 엄지손가락을 빼 네 손가락을 대고, 양손의 엄지손가락 두 개로 발바닥을 지압한다. 발바닥 전체에 힘(피로하지 않을 정도의 힘)을 주도록 한다.

③ 발가락을 젖힌다.

왼쪽 발을 예로 들어 설명하면 오른쪽 넓적다리 위에 왼쪽 발을 올리고 왼손 엄지손가락으로 발바닥을 누르고 나머지 네 손가락으로는 발등을 잡는다. 그리고는 오른손 손바닥을 발가락에 대어 손가락 배와 발가락 배가 맞닿게 한다. 이렇게 해서 힘껏 밀면 뒤로 젖혀지는데 한쪽 발에 1분정도 한다.

④ 발목을 돌린다.

이것도 왼쪽 발로 설명한다. 왼발을 오른쪽 넓적다리 위에 올리고 왼손으로 왼쪽 발목을 꽉 붙잡고 고정시킨다. 오른손으로 왼쪽 발가락 뿌리부분을 잡고 발목 관절을 회전시킨다. 한쪽 발에 1분정도 한다.

이상의 방법을 한쪽 발에 5분씩 양쪽을 합해 10분 정도 계속한다. 각각의 자극시간을 엄밀하게 따질 필요는 없고 TV를 보면서, 이야기를 하면서도 할 수 있는 기분 좋은 자극법이다.

특히 잠자리에 들기 전에 하면 하반신의 무거움과 통증이 해소되어 하루의 피로를 깨끗이 잊을 수 있다. 매일 이 자극을 계속하면 굳은 발바닥근육은 점점 부드러워 질 것이다.

제 2 장
발바닥을 자극하면 뇌졸증을 예방하고 정력을 강하게 한다.

1. 용천을 자극하면 정력이 강해진다.

　뇌졸증의 예방과 치료에 유효한 방법이 있다. 이는 다름아닌 발바닥 두드리기인데 그 중에서도 용천이 가장 효과적이다. 뇌졸증으로 쓰러진 사람이 용천의 경혈에 침을 맞고 극적으로 회복된 실례도 있다.
　용천의 자극은 뇌졸증 발작 후의 기능회복만이 아니라 뇌졸증을 예방하는 효과도 크다.
　그런데 뇌졸증은 왜 일어나는 것일까.
　사람의 혈관은 연령에 거의 비례해서 콜레스테롤의 침착등으로 점점 굳어지고 혈관의 벽이 두꺼워져 내부가 좁아진다. 그러다 결국 혈관이

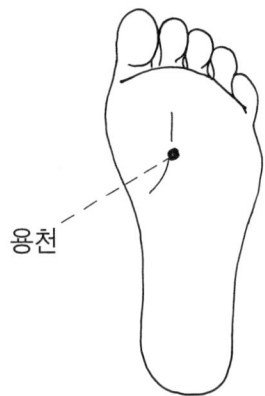

용천을 자극하면 정력이 강해진다.

파손되기 시작하는 것이다. 혈관의 파손이 동맥에 나타난 상태를 동맥경화라고 하며 혈관의 경화는 점점 말초혈관까지 진행된다.

혈관이 경화되면 혈액순환이 나쁘게 되고, 심장에서 전신에 혈액을 내보내는데 강한 힘이 필요하게 된다. 이 때문에 혈압은 당연히 올라가게 된다.

뇌 속의 약해진 동맥에 높은 압력으로 혈압을 내보내게 되면 여러 가지 무서운 병이 발생한다. 뇌의 동맥경화가 상당히 심화되면 혈관이 막히거나 혈전이 뇌동맥을 가로 막는다.

이렇게 되어 혈액이 흐르지 못하게 되면 뇌의 조직이 파괴되기에 이르며 뇌혈관이 파괴되어 뇌 속에서 출혈을 하기도 하는데 통상 이러한 발작을 합하여 '뇌졸증'이라고 하는 것이다.

뇌졸증의 첫째 요인인 높은 혈압을 예방하기 위해서는 혈행을 원활하게 하는 것이 좋다.

전신의 혈행을 좋게 하려면 발바닥에 있는 경혈 용천과 발바닥 전체를 구석구석까지 두드리는 자극이 효과적이다.

　경혈 용천을 찾는 방법은 간단하다. 발바닥을 보면 엄지발가락의 뿌리 부위에 있는 볼록한 곳과 새끼발가락 쪽의 볼록한 곳이 있다. 이 두 군데 볼록한 부위가 발바닥 중앙에서 모이는데 바로 그곳이 용천이다.

　특히 이 경혈점은 발기불능, 임포, 조루, 불감증 등에 유효하며 망치나 기타의 물건으로 자극을 하든지 손으로 해도 정력이 왕성해진다는 이름난 경혈점이다.

2. 용천을 자극하면 편안한 잠을잔다.

　용천을 두드릴 때는 목침을 사용한다. 주먹을 쥐고 두드려도 상관없으나 목침으로 하는 것이 좀더 손쉽고 피로하지 않게 오래 할 수 있어 좋다.

　용천을 두드리는 횟수는 하루에 100회 정도 한다. 한 군데만을 오랫동안 두드리는 것은 곧 실증이 나기 마련이므로 발뒤꿈치도 두드려 보고 발바닥과 옆면의 경계 부위도 두드리면서 가장 중점적인 용천을 두드리기만 하면 된다.

　힘을 넣는 방법은 용천과 발뒤꿈치는 조금 강하게 하여 스스로 통증을 약간 느끼는 것이 좋다. 장심같이 부드러운 부위와 뼈에 맞닿아 있는 부위에서는 조금 힘을 **뺀**다.

　밤에 잠자기 전에 용천을 두드려 주면 편안히 잠에 들 수 있고 숙면을 취하게 된다. 아침에 일어나는 것이 괴로운 사람은 일어나자마자 발바닥을 두드리면 기분이 좋아져 상쾌하게 하루를 맞이할 수 있게 된다.

　발바닥을 목침으로 두드린 후에는 발목의 관절을 빙글빙글 돌리는 운동을 하여 발목의 혈행을 원활히해 주면 좋은 효과를 볼 수 있으며 발목의 유연성은 몸에 있어 대단히 중요하므로 발목을 돌릴 때 관절이 삐그덕하게 해서는 안된다. 어디까지나 부드럽고 천천히 그리고 반경을 크게 해서 돌려야 효과적이다.

경혈 용천은 고혈압과 뇌졸증을 예방하는 효과만이 아니고 글자 그대로 생명이 샘솟는 곳이다.

생명력을 지배하는 중요한 경혈의 하나인 것이다. 이 때문에 용천은 건강을 지키는데 중요한 경혈이다. 목침 하나만 있으면 어디서나 할 수 있는 발바닥 두드리기는, 집에서 손쉽게 할 수 있는 뛰어난 건강법이라 할 수 있다.

뇌졸증의 발작이 일어나기 전에는 꼭 엄지발가락 부위에 보라빛의 모반이 생긴다. 이것을 발견했다면 먼저 안정을 취하고 모반 부위를 잘 문지름과 동시에 용천의 경혈을 두드려 응급처방을 하면서 의사의 검진을 받으면 미리 예방할 수 있을 것이다.

제 **3** 장
발바닥을 자극하면 위장이 튼튼해지고 허약체질이 개선된다.

1. 소장·위·대장에 양기를 채워 소화기능을 개선

　동양의학에서는 내장의 여러 기관을 음과 양으로 나누어서 생각하고 있다. 속이 가득차 있는 간장·심장·비장·폐장·신장의 오장은 음이고, 속이 비어 있어 밖에서 음식을 섭취하는 담·위·대장·소장·방광·삼초의 육부는 양이라고 한다. 곧, 오장에는 음기가 가득하고 육부에는 양기가 넘쳐 흘러 여러 내장기관은 정상적인 활동을 유지한다고 여겨왔다. 그런데 이러한 생각은 현대의학으로 내장을 볼 때 각각의 특성과 거의 일치한다.
　그래서 위장상태가 항상 나쁜 사람은 소장·위·대장의 3부에 양기를

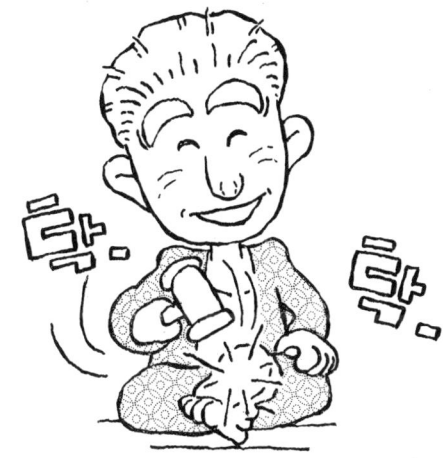

나무방망이로 두드리는 것도 효과있는 자극법

채워주면 소화기 계통의 상태를 개선시킬 수 있다. 여기에 효과가 있는 것이 발바닥 두드리기이다.

동양의학의 고전을 읽어 보면 위장이 허약한 사람은 손발의 근육이 이완되어 힘이 없고 전신이 나른하다고 되어 있다.

지금부터 소개할 발바닥 두드리기는 위장이 약해 손발에 힘이 없는 사람에게 효과가 기대되는 방법이다. 마른형으로 체질적으로 위장이 약하고 아무리 먹어도 체중이 늘지 않고 신경질적인 성격이고 체력적으로 스테미너가 부족한 사람에게 알맞는 자극법이라 할 수 있다.

위가 나쁘다거나 위의 상태가 좋지 않은 사람을 말하기보다는 소화기 계통이 전반적으로 약한 사람에게 알맞은 것이다. 끊임없이 설사와 변비를 반복하는 것도 위장이 약한 사람의 특징이다.

위·소장·대장에 양의 기(氣)를 채워 위장 상태를 개선기시키기 위해서는 발바닥의 대장점·위점·소장점의 세 경혈을 두드린다.

이들 경혈은 발바닥의 두번째 발가락(손으로 하면 집게 손가락에 해당)의 뿌리에서 발뒤꿈치 끝의 한중앙에 있다. 발바닥을 좌우로 횡단하는 하나의 직선을 그으면 이 직선이 장심 부위를 지나가게 된다.

그리고 이 직선 위에 직선을 4등분하는 세 개의 점을 찍는다. 이 세 점이 엄지발가락 쪽에서부터 보면 대장점·위점·소장점의 경혈 위치가 된다.

이 경혈을 두드리는 방법은 주먹으로 두드리는데 한쪽 발의 세 경혈을 빠짐없이 3, 4분 정도 두드린다.

대장점·위점·소장점이 있는 곳은 장심의 부드러운 부분이기 때문에 너무 세지 않게 두드리도록 주의해야 한다. 통증을 느끼지 않으면서 기분 좋을 정도의 강도면 된다.

이 세 경혈에 가하는 자극이 너무 세거나 시간이 길면 오히려 역효과가 난다.

2. 아침에 일어나서 발바닥을 자극하면 효과가 높다.

발바닥의 대장점·위장·소장점을 두드릴 때에는 아침에 일어나서 하는 것이 효과적이다. 밤에 두드린다고 해서 효과가 없는 것은 아니나 동양의학에서는 대장·위·소장 등의 활동을 좋게 하기 위한 자극은 아침이 훨씬 좋다고 한다.

또한 이 세 경혈의 자극은 1주일 동안 매일 두드렸다면 다음 1주일은 쉬었다가 하는 반복을 주어야 한다. 격주간의 효과가 매일 하는 것보다 크다.

　대장점·위점·소장점을 두드리면, 두드릴 때 위나 장이 울려 위장활동이 진정된다.

　스스로 위장상태가 확실히 개선되었다는 생각을 시작한 후 1 주일에서 1 개월정도 지난 후이다. 먼저 변비와 설사의 반복상태가 개선되고 어깨의 축 늘어짐이나 손발의 무거움이 경쾌해진다.

　이러한 증상의 개선을 자각했더라도 자극을 그만두지 말고 격주간으로 3개월 이상은 계속해야 한다.

　대장점·위점·소장점의 자극은 정신적인 피로나 스트레스가 원인인 변비·설사 및 과민성대장증후군 등 신경성 위장장애에도 효과가 크다.

　이 병은 상사로부터의 억압과 부하직원 사이에 있는 중간간부에게서 증가하고 있다. 이 세 군데 경혈의 자극은 특히 스트레스를 많이 받고 초조한 나날이 계속되는 사람들에게 정신을 안정시켜 활력을 주고, 정력증진에도 도움이 되는 효과적인 자극법이다.

제 4 장
대나무 밟기를 하면 하루가 상쾌하다

1. 아침에 일어나서 하는 대나무 밟기

 아침에 일어나기가 힘들다. 피로하다. 특히 오전 중에는 몸이 무겁고 힘이 나지 않는다. 무슨 일이든 귀찮다. 이것은 저혈압인 사람에게 흔히 보이는 증상이다.
 저혈압은 최대혈압이 100mmHg 이하를 말하는데 최소혈압은 몇 이하라고 확실하게 정해져 있지 않다. 보통 말할 때는 최대가 120mmHg, 최소혈압이 89mmHg 이하를 말한다.
 저혈압인 사람 모두가 이러한 증상이 나타난다고 할 수는 없겠으나 여러 가지 불쾌증상이 일어난다. 처음 열거한 것 외에 현기증, 서 있기

거북함, 동계, 몸이 차고, 식욕이 없는 증상도 있다.
 사람에 따라 나타나는 증상에 약간의 차이는 있으나 저혈압인 사람은 아침에 일어나기 힘들고 오전 중에 힘이 없는 것이 공통적이다. 오전 중에 몸의 상태가 좋지 않아 일을 하는데 지장이 있게 되면 바쁘게 돌아가는 현대생활에서 낙오되기 쉽다. 상쾌한 기분으로 일어나 아침부터 활발하게 활동할 수 있어야 한다.
 저혈압인 사람은 먼저 규칙적인 생활을 해야 한다. 자고 일어나는 시간을 정해서 실행하고 식사도 식욕의 유무에 관계 없이 정해진 시간에 먹도록 해야 하며 균형잡힌 영양섭취도 중요하다.
 이와 함께 아침에 일어나 잠이 덜 깬 상태라도 좋으니 일어나자마자 대나무를 밟도록 한다. 대나무가 가진 자연의 차가움이 발바닥을 자극해, 그 자극이 뇌로 전달되고 그 결과 뇌의 활동이 촉진된다. 따라서 멍했던 기분이 사라지고 몸은 재빠르게 활동상태로 들어간다.
 대나무 밟기의 유용함은 단지 그 차가운 자극에 의한 것만은 아니다.

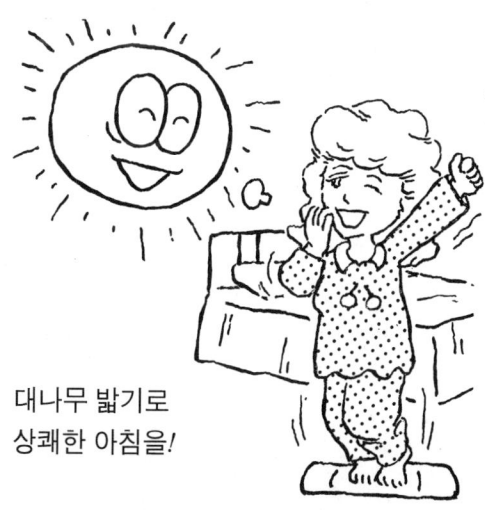

대나무 밟기로
상쾌한 아침을!

발바닥 자극은 혈액의 순환을 좋게 한다.

2. 대나무 밟기로 상쾌한 아침을 !

　대나무 위에 발을 올리면 강한 위화감을 느낀다. 위화감을 느낀다는 것은 발이 굳어 있어 혈액순환이 나쁘다는 것을 나타낸다. 발바닥에는 가는 혈관이 모여 있어 대나무 밟기로 발바닥을 자극하면 혈액순환 개선에 큰 효과를 낸다.
　발의 혈행이 좋게 되면 심장으로 되돌아가는 정맥의 흐름도 좋게 되어 전신의 혈액 흐름이 촉진된다. 몸의 구석구석까지 피가 흐르면 저혈압인 사람의 몸 상태가 좋게 되며 활동적으로 일을 할 수 있게 된다.
　대나무를 밟을 때의 위화감은 압통은 아니고 굳어진(딱딱한) 느낌이다.
　위화감을 느끼는 두꺼운 대나무를 사용하는 것이 중요하므로 대나무를 만들때 대·중·소의 3종류를 만들도록 한다. 밟는 속도는 보통 걸음걸이 속도로 하면 되고 속도보다도 중요한 것은 발바닥 전체를 자극해야 한다는 것이다. 따라서 중심을 발끝에서 발뒤꿈치로 변화시키면서 밟아야 한다.
　사람에 따라서는 대나무에 올라서는 것만으로 심한 압통을 느끼는 사람이 있다. 이러한 사람은 결코 무리를 해서는 안된다. 처음에는 압통을 견딜 수 있는 범위 안에서만 하도록 하고 차츰차츰 늘려야 한다.

제 5 장

하반신을 몸 안에서부터 따뜻하게 하면 냉증·생리불순이 개선된다

1. 냉증인 사람은 머리가 뜨겁고 발이 차다

하반신이 차가와 잠자리에 들어도 발이 따뜻해지지 않아 잠들지 못하는 냉증의 사람을 흔히 본다.

발의 말초혈관에 혈액이 충분히 흐르지 못해 차갑게 되어 버린 것이다. 남성도 전혀 없다고 할 수는 없겠으나 냉증으로 고민하는 사람은 거의가 여성이다.

냉증인 여성에게 자세히 이야기를 들어보면 대부분이 저혈압이고 빈혈이 있다. 자율신경 실조증이라는 진단을 받는 사람도 많다. 그리고 생리불순을 호소한다.

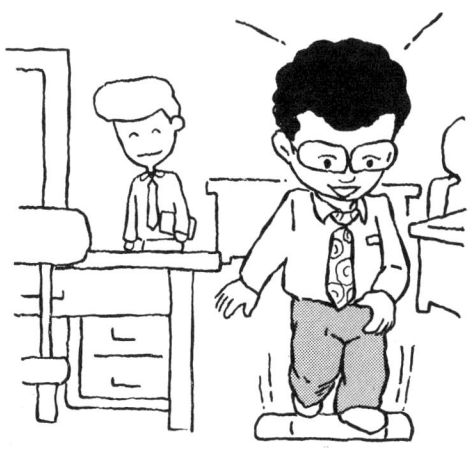

어디서나 할 수 있는 대나무 밟기

옛부터 '머리는 차고 발은 뜨겁다'는 말이 있는데 이는 건강한 사람을 표현할 때 쓰는 말이다.

냉증인 사람은 이와는 정반대로 '머리가 따뜻하고 발은 차다'라는 상태이다. 냉증과 생리불순을 호소하는 여성의 말과 일치한다. 그리고는 머리에 열이 있어 어지럽다고 한다.

간단히 말하면 머리 위에 있는 혈액을 밑으로 내리면 냉증과 생리불순은 해소된다. 그러나 발이 차가운 것은 발만의 원인이 아니다. 다리를 일시적으로 따뜻하게 했다고 해서 근본적인 치료는 되지 않는다.

두온족한(頭溫足寒) 상태는 혈관의 활동을 조절하고 혈액의 흐름을 지배하는 자율신경의 활동이 쇠퇴하여 발끝까지 가야할 혈액이 다 못가고 매우 적은 양만 흐르는 상태이다.

동양의학에서는 냉증과 생리불순은 신경·간경·비경의 세 경락의 흐름이 악화되어 일어난다고 본다. 때문에 치료에는 이들 경락에 자극을 주어 전신의 피흐름을 좋게 하는 것이 중요하다.

이 세 경락에 공통점이 있다면 발바닥을 통하고 있다는 점이다. 그래서 냉증·생리불순 해소에는 발바닥 자극이 효과적이다.

2. 결혼을 앞둔 여성의 고민도 해결 !

발바닥에서 가장 중요한 경혈은 역시 용천이다. 이 용천은 신경(腎經)에 속하는 경혈인데 대나무 밟기를 10분 정도 하면 몸이 속에서부터 뜨거워진다. 이것은 발바닥을 통하고 있는 신경·비경·간경의 흐름을 개선하고 자율신경의 활동을 좋게 해 혈액순환에 도움을 준다.
대나무 밟기로 효과를 본 한 실례를 들어보겠다.
3개월 후에 결혼식을 올릴, 은행에 근무하는 24세의 여성이다. 그녀는 생리불순 때문에 몹시 고생하고 있었다. 그리고 발이 얼음같이 차가웠다. 그러나 그녀가 더욱 걱정하는 것은 생리불순보다도 너무 차가운 발을 남편될 그에게 보이는 것이었다.
발이 차가워 밤에는 잘 잠들지도 못하고 특히 겨울에는 두꺼운 털양말을 신고서도 덜덜 떨다가 우연히 대나무 밟기의 이야기를 듣고는 처음에는 반신반의 했으나 손해볼 것은 전혀 없다는 생각과 3개월 후에는 결혼을 해야 한다는 생각에서 시작을 했다.
매일 쉬지 않고 출근전과 취침전에 대나무 밟기를 2개월 정도 한 후에 그녀는 그 효과에 놀랐다.
그녀의 이야기로는 생리불순만이 아니고 밤이 깊어도 잠이 오지않아 고생했던 일들이 까마득한 옛일같이 되었으며 발이 시려워 고생했던 그 추운 겨울도 이제는 그립게 되었다며, 결혼날을 손꼽아 기다린다고 했다.

대나무 밟기를 할 때에는 용천 부분만이 아니라 발바닥 전체를 밟도록 하는 것을 잊어서는 안된다. 용천을 7, 전체를 3, 결국 7 : 3의 비율로 밟으면 그 효과가 훨씬 높아진다.

　대나무 밟기를 한 후 발등의 마사지를 더하면 몸을 덥히는 효과가 올라간다. 방법은 먼저, 오른발바닥으로는 대나무를 밟으면서 왼발의 발뒤꿈치로 오른발의 발등을 문지른다. 왼발도 마찬가지로 한다.

　다만 매일 대나무 밟기를 하면 자극에 익숙해져 밟아도 별다른 압통을 느끼지 못하게 되니 이때는 밟는 대나무의 폭을 바꾸거나 시간을 조절하도록 한다.

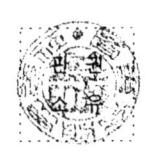

누구나 쉽게 할 수 있는
손(手指)과 발(足)을 이용한 건강요법

인쇄일/2006년 1월 10일
발행일/2006년 1월 20일

著者 / 다께노우찌미루쓰와오또
譯者 / 陳 輝 攝

발행인 / 김 종 진
발행처 / 도서출판 은 광 사
등록번호 / 제18-71호 (1997.1.8)

서울 중랑구 망우동 503-11호
전화 / 764-1258, 764-5287
팩스 / 765-1258

정가 7,000원

※ 파본은 교환하여 드립니다.